國家圖書館出版品預行編目（CIP）資料

奧地利奶奶給孩子的居家芳療小藥鋪：54 支精油、13 支純露、28 支植物油、27 種藥草，超過 200 種配方，從兒童到青少年感受自然全方位的身心靈照護智慧 / 英格麗．克蘭迪恩 - 用（Ingrid Kleindienst-John）著；
陳宣名譯．-- 初版．--
新北市：遠足文化事業股份有限公司堡壘文化，2021.05
面；　公分．--（Self-heal；3）
譯 自：SOS Hustenzwerg：ätherische öle und Kräuter für Kinder von 0-12
ISBN 978-986-06022-4-1（平裝）

1. 芳香療法 2. 幼兒健康

418.995　　　110004823

Self-Heal 003

奧地利奶奶給孩子的居家芳療小藥鋪：
54 支精油、13 支純露、28 支植物油、27 種藥草，超過 200 種配方，從兒童到青少年感受自然全方位的身心靈照護智慧

SOS Hustenzwerg:
Ätherische Öle und Kräuter für Kinder von 0-12

作者　英格麗．克蘭迪恩－用（Ingrid Kleindienst-John）
譯者　陳宣名
審訂　何欣潔、張雅婷、黃琬婷
執行主編　簡欣彥
特約編輯　倪玼瑜
行銷企劃　許凱棣
封面設計　IAT-HUÂN TIUNN
內頁排版　IAT-HUÂN TIUNN
校對　何欣潔、陳宣名、倪玼瑜

社長　郭重興
發行人兼出版總監　曾大福
出版　遠足文化事業股份有限公司 堡壘文化
地址　231 新北市新店區民權路 108-2 號 9 樓
電話　02-22181417
傳真　02-22188057
Email　service@bookrep.com.tw
郵撥帳號　19504465
客服專線　0800-221-029
網址　http://www.bookrep.com.tw
法律顧問　華洋法律事務所　蘇文生律師
印製　呈靖彩藝有限公司
初版 2 刷　2022 年 8 月
定價　新臺幣 570 元

目錄

Chapter 1

基礎知識｜認識精油、純露與藥草

Chapter 2

常備香氣｜繽紛的香氣與藥草

Chapter 3

年齡專屬｜嬰幼兒、學齡兒童、青少年

Section 2 | 幼稚園與小學時期 131

喉嚨痛、發燒

注意力不足過動症

注意力不足與分離焦慮

藥草　純露　植物油　精油　其他

Section ③ |

青春期、轉大人、學業壓力 —— 140

愛自己

考前壓力與焦慮

青春期皮膚保養

小女生成年系列

Chapter 4

疑難雜症｜芳香生活急救箱

Section ① 皮膚專題

藥草　純露　植物油　精油　其他

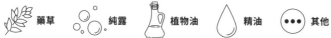

發燒篇 發燒、耳痛等問題

症狀篇 喉痛發炎、鼻炎等問題

止咳篇 個別咳嗽糖漿配方

藥草　純露　植物油　精油　其他

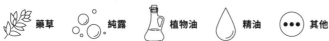

Chapter 5
使用原則｜還有一些小叮嚀

Chapter 6
手作指南｜芳療小藥舖製作指引

Fairy tales

芳療童話｜鼻炎、不想睡、水痘、發燒、咳嗽

藥草　純露　植物油　精油　其他

致謝

我要感謝我的孫姪女，Victoria、Lena-Sophie、Anna、Johanna、Julia和Hanna-Teresa、孫女Helena、孫子Alexander、朋友的孩子Konstantin、Lina，謝謝他們耐心的協助。

再來我要向兒子們、媳婦們和姪子姪女表達謝意，他們熱心提供我很多好點子。

感謝我的兩位好姊妹，Sigrid、Silvia，靠著她們的指點，我才能想起當年我們都用過的居家保健良方。

最後特別要向我的先生Kurt說聲感謝，若少了他與我交流想法，我所有的事業都會事倍功半。

英格麗・克蘭迪恩——用

Ingrid Kleindienst-John

SOS Hustenzwerg

Ätherische Öle und Kräuter für Kinder von 0-12

Ingrid Kleindienst-John

奧地利奶奶給孩子的居家芳療小藥鋪

著｜英格麗・克蘭迪恩–用

譯｜陳宣名　審訂｜何欣潔、張雅婷、黃琬婷

堡壘文化

審訂序

共享芬芳的成長時光

何欣潔 poky｜拾心香研創辦人暨 feeling 品牌總監

化學碩士，IFA 英國國際芳療協會認證芳療師，芳療講師，香氣出版，著有《植物芬芳的日常異想》

「老師，這個我好喜歡」「可以送我奶奶」「哎唷～好臭哦」「可以給我拔拔聞」「可以放車上」「給麻媽用了就會好心情嗎」「沐浴乳的味道」「防蚊液的味道」「花生醬」「荔枝」「冰淇淋」「巧克力」……「我要拿回去噴襪子！」「噴頭髮」「噴衣服」「噴同學」

我從二〇一五年陸續開設多場小小孩子的香氣實驗室。原以為要小人兒坐下來細心聞香，慢慢調製書寫，會有執行的困難。實際上他們對於天然氣味的喜愛與感受力，超乎想像，甚至比成年人更快速。誠如書中所述「孩子對這溫和的刺激常常很快就有反應」。

當我們想要開始在居家使用精油這類自然療癒時，可以初步在網路上查詢到許多訊息，但卻無法輕易判斷資訊的可靠性。加上對象是孩子，更需要小心謹慎。我常在學員口中，聽到這樣的糾結疑慮，想嘗試精油，卻又擔憂寶貝們是否真的可以使用，讓媽媽們心情很複雜。

孩子確實是特別的族群，在每個成長進程身心的狀態與遭遇的問題皆不同，除了精油的種類與劑量都需要仔細考量，對於為什麼而用，怎麼用，用了會如何，也要有基本了解。這時候，會非常需要有專業的前輩，分享曾經使用過的經驗，與孩子的反應。本書便是這樣珍貴的實證紀錄。

這本書在專業的理論基礎上，有作者實際使用的回饋分享，扎實的經驗為小兒芳療帶來實證的信賴與安心感。

書中的每個例子都不僅僅是紙上的一個配方，而是在理論基礎之上，有作者實際使用的回饋與分享，也有孩子的分享。扎實的經驗為小兒芳療帶來重要關鍵——實證的信賴與安心感。

審訂序｜共享芬芳的成長時光

作者英格麗老師是一位七十歲的奧地利奶奶，出生於維也納。專注的領域包含孩子芳療、銀髮族芳療、天然草藥學、經絡能量及羊毛植物染等等。這位經驗豐厚多才多藝的自然工作者，至今已有九本精彩的著作出版，並建立專業的協會與課程提供培訓。

這冊芳香筆記本，是她照護孫子的香氣經驗。你可能只是手邊有一兩瓶朋友送的精油，或是寶寶正在感冒哭鬧，又或是大孩子的生長痛與分離焦慮，甚至是青春期的皮膚或學習問題，都可以輕鬆在目錄尋到常見的用油或症狀。芳療奶奶還特別把每個階段可以使用的精油列表，清楚交代安全需要注意事項。

所謂的芳療，可以像是假日動手做的一個小點心般，用香氣滋養著彼此的時光。

擅長各種天然物手作的英格麗老師，總有許多有趣的小點子，來增加使用的樂趣，她熱衷與孩子一起共享共創香氣生活，累積出豐富繽紛的手作。像是鎮定疹子的搖搖擦洗劑，嬰兒爽身粉，助學香氣瓶，小心心沐浴球等。所謂的芳療，不僅只是拿藥草處理病症，可以像是假日動手做的一個小點心或烘焙餅乾一般，用香氣滋養著彼此的時光。

有別於精油教科書般條列，這些知識竟可以像讀故事書般的前進。有接骨木小矮人與椴樹花仙子的故事，有馬克不想睡覺或是白點點水痘的故事，有七歲捲捲頭毛的Anna探個頭告訴你，漱口水配方可以怎麼玩。植物與人的故事，成為這一本有表情的札記，常常讓我不自覺得一直往下閱讀，有時還會不自覺得嘴角上揚呢。

為孩子付出的同時，讓自己也被芬芳療癒著。

把關正確性、校準東西方文字與文化上的差異，為想使用自然療法照顧孩子的媽媽，提供值得參考信賴的方向。

為了讓這本手扎可以接軌台灣的育兒習慣，並安全順利的閱讀使用，整個審訂團隊，包含一位資深的小兒科醫師雅婷，以專業背景與經驗，確認學理病症翻譯與可行性。一位長期耕耘台灣友善生育的資深芳療師琬婷，以實際運用精油照顧孩子成長的經驗，給予台灣媽媽寶貴的心得與視角。我以生化背景，及多年來與奧地利芳療互動的熟悉與認識，進行彙整及校準。

除了把關正確性，校準東西方文字與文化上的差異，就風俗民情與使用習慣及安全的部分，將預期可能發生的疑惑或問題，做了檢視與備註。

相信可以為想要使用自然療法照顧孩子的媽媽們，提供一個值得參考信賴的方向。

與作者英格麗老師熟識的feeling，為台灣製作限定版的寶寶商品，推廣中歐古國宏觀又細緻的芳香文化。

我們的好朋友feeling聽到這次合作，相當高興與支持（他們也跟英格麗老師熟識），特別為台灣製作限定版的寶寶商品，希望將奧地利的芳香療癒推廣到亞洲。

奧地利是中歐的古國，久遠以來與土地上的森林山脈，或是藥草植物們，傳承著深刻的經驗與情感，樂於動手製作，擁抱自然的療癒。他們不僅使用精油，也使用各種不同的植物型態如花草茶，純露，浸泡油。這裡的人們，保有德語系國家的質樸務實，融合著古典人文的藝術與美，總是念著有心念與愛最重要，內斂但很友善，充滿宏觀又細緻的生活感。

這樣豐厚溫暖的芳香文化，以往因為語言的隔閡，總無法深入了解他們的知識，在台灣也較不人知。這一回，有幸遇到熟稔歐洲文化與芳香療法的德語翻譯，用心處理文字與圖檔的編輯，專業堅強的審訂群，以及堡壘文化願意投入與相信，使這本奧地利芳香療法著作，首次在台灣以繁體中文轉譯，順利通過各種考驗付梓完成。

未來，希望把更多奧地利的芳療書籍與觀念，推廣給台灣。

預祝您與孩子，有一段美好愉快的香氣旅程。

審訂序

這本書，是一場跨文化的旅行

張雅婷｜小兒過敏免疫科主治醫師

臺安醫院小兒過敏免疫科主治醫師，IFA 英國國際芳療協會認證芳療師，IBCLC 國際認證泌乳顧問，Dr. Vodder school 國際淋巴引流治療師，針灸專科醫師

「好可愛的書喔！這是照顧小朋友的芳療書嗎？」這本書慵懶地躺在拾心聚落裡，但是又很俏皮地對著我打招呼！

幾年前接觸芳香療法後，決心好好地研究這門學問，報考英國IFA證照的訓練課程。要通過這個漫長的訓練過程，需要一群一起打怪的朋友，互相叮嚀、扶持，才能領到金光閃閃的徽章。我也因為這趟小旅程，認識好多芳療花園裡的同好。我們這群剛別上認證徽章的同學們，因為慕名拾心聚落的芳香化學課，又一起相約上課，兼開同學會。

奧地利品牌feeling，長期與當地藥草師、醫護人員合作，不只為敏感族群出書解答，還出了將精油、藥草運用在甜點、料理的食譜呢！

拾心聚落代理奧地利品牌feeling的精油產品，feeling來自阿爾卑斯山下的美麗村莊，除了一般品牌常見的應用方式外，它更用心致力於嬰幼兒、孕產婦和銀髮族的日常芳療照護。feeling長期與當地藥草師、醫護人員合作，並將經驗集結成書，不只為這些敏感族群專門出書解答之外，它還出了將精油、藥草運用在甜點、料理的食譜呢！這本可愛小書，就是一本照顧孩子的居家百寶箱。

當然，來自奧地利原裝的百寶箱，是用德文寫的。不過，既然是有閃亮亮徽章的隊伍，裡面一定有高手在呀！曾旅居比利時數年的本書譯者宣名，本身是個語言天才，熟悉英、德、荷蘭語外，他更是植物拉丁學名的語音翻譯機。帶著哲學的人文素養，延伸出香氣療癒對人體機能的好奇，他順利地成為一位IFA認證的芳療師。這本書在他隨手一翻的解說下，好像奧地利家庭的生活，活脫脫在眼前呈現，家常而且實用，讓我好想整本仔細看完全呀！

在旅行凍結的二〇二一年，細細讀完這本書，就像到奧地利的民宿long stay一樣！

很幸運在這本書翻譯完後，得到審訂的機會，可以第一時間看完這本書。在旅行凍結的二〇二一年，細細讀完這本書，就像到奧地利的民宿long stay一樣，看到有智慧的老奶奶，用她的藥草、精油智慧，照顧著孩子們慢慢長大。奧地利的孩子，有可能面對跟我們一樣的病菌感染威脅，也會遇到一樣的生長過程、情緒壓力。這本書，是一場跨文化的旅行，雖然有些藥草茶在台灣不常見，但也增長了對歐洲藥草的認識。這位老奶奶還不是普通人呀，她不只是位經驗豐富的芳療藥草師，還對東方經絡、能量療法有研究呢。

這本書詳細記載各個年齡層會遇到的問題，一再叮嚀處方的劑量和禁忌。審訂過程中也拓展了我在芳香療法的新視野。

「孩子，不是小一號的大人」，因應著每個孩子的組織和器官生長，他們需要專屬的個人照護，不是大人的劑量減半或打折就可以。這本書詳細記載各個年齡層會遇到的問題，也一再叮嚀處方的劑量和禁忌。身為執業多年的小兒科醫師，審訂過程中，不但拓展了我在芳香療法的新視野，也突破一些思考侷限。

促成這本書中譯版的完成，也要感謝本書編輯阿倪，她也是一位經驗豐富的芳療師，不辭辛勞地校稿、排版；當然最要謝謝慧眼獨具的拾心聚落闆娘poky，帶我們到奧地利進行一趟趟香氣旅行。他們倆位貼心地將台灣不熟悉的藥草配置法加以注釋，內文還特別加上很多閱讀小筆記補充說明。

這是一本集結多位芳療師的結晶，順暢精準的翻譯功力，加上條理清晰的編排、注釋，值得想一窺百寶箱祕密的您，一起來一趟奧地利的芳香之旅！

審訂序

親愛的，來點洋蔥吧！

黃琬婷｜芳療講師

二寶媽，目前是全職媽媽，偶爾開設母嬰芳療工作坊，也是生育改革行動聯盟理事，關注溫柔生產和嬰兒人權議題

自從我的兩個孩子陸續誕生之後，人生方向也逐漸轉彎。在懷孕生產前我的芳療方向專注在自我探索、養生美膚，成為媽媽之後我轉為關注孕期產後的用油、溫柔生產，以及嬰兒和孩童的居家照護。我的兩個孩子（目前六歲半和一歲半）都是芳療寶寶，看醫生的次數寥寥可數，生活裡的小病小痛從跌倒破皮、尿布疹到感冒發燒全都是我自己處理，孩子們也知道不舒服的時候只要「塗油油」就會好，芳香療法在我們家已是生活的一部分。

就算芳療書籍裡給了周全的配方，好不容易蒐集到精油調配完成，孩子們不領情就是不領情。

在忙碌的全職媽媽生活之餘，我偶爾也開課教授母嬰芳香療法，教導家長（多數是媽媽們）如何在生活中以芳香療法來照護自己和孩子。在用油和教學的過程裡，我發現幫孩子用油的方針和成人是完全不同的！不只是劑量上的不同，使用方式也會非常不一樣。成人多數講究速效，所以用在身上的東西有效最重要，色澤氣味口感都不是重點！但孩子們的感官比成人敏銳許多，他們才不管有沒有效，只要東西顏色不對、氣味不佳、口感不好，說不塗就不塗、說不吃就不吃，尤其是還無法言語溝通的嬰兒，簡直難搞到極點！（相信看到這裡許多媽媽已經點頭如搗蒜）所以就算芳療書籍裡給了周全的配方，好不容易蒐集到精油調配完成，孩子們不領情就是不領情，最後只好加些精油換配方自用，還要自我安慰至少可以拿來處理媽媽手（悲催背景音樂下）

我知道英格麗奶奶她是懂孩子的，她理解孩子的感官世界，有著傾聽孩子需求的耐心，及充滿創意和植物靈性美感的生活態度。

翻讀本書時我感覺非常欣喜，因

為教學和用油經驗，我知道英格麗奶奶她是懂孩子的，她理解孩子的感官世界，並運用充滿同理心的態度陪伴孩子的生活點滴。而她也是一位充滿實驗精神的手作達人，以自己靈巧的手藝加上貼心的提點，讓讀者能夠一步一腳印的跟隨，讓芳香手作成為親子生活中的共同樂趣。儘管書籍中的藥草因為文化差異，在台灣的我們或許要到少數的藥草專門店才能購得，但我認為英格麗奶奶最值得學習的是她傾聽孩子需求的耐心，以及充滿創意和植物靈性美感的生活態度。

這本書最重要的不是提醒媽媽們多學習什麼技能才是一個好媽媽，而是藉由藥草植物，拾回和孩子一起生活的樂趣！

在台灣育兒的媽媽們總是很忙碌，工時長、自然資源稀少、大環境的不友善也讓我們每天生活像打仗而失去餘裕感。對我來說，這本書最重要的不是提醒媽媽們多學習什麼技能才是一個好媽媽，而是藉由藥草植物拾回和孩子一起生活的樂趣，這些樂趣可能在一次泡泡浴裡、一次撿拾路邊野花野草的道路上。而英格麗奶奶也是一個充滿智慧的長者，淺顯易懂又充滿關懷的文字讓孩子的照顧者也獲得了撫慰。如果下次孩子著涼了，妳第一個想到的畫面不是感冒糖漿而是洋蔥，腦海中應該會繼續浮現英格麗奶奶和洋蔥仙子的笑臉，她們會說：

「親愛的，來點洋蔥吧！洋蔥可以改變你的人生喔！」

我相信。

審訂序｜親愛的，來點洋蔥吧！

作者的話

Aromatherapy For Kids

和孩子們一起體驗芳香

給孩童使用精油和藥草製劑？這真的可行嗎？幾歲才能開始用呢？對小孩的嗅覺會不會太過刺激？劑量又要如何拿捏呢？

我一直遇到許多諸如此類的提問。

我的回答是：可以，精油甚至可以用在嬰兒身上，前提是你用對精油，而且慎選品質。對於純露及藥草製劑的態度也當如此。我們運用大自然這類寶藏時，應該隨時審慎小心，抓準適合孩子們的劑量。

精油、純露、藥草只要使用得當，人們（特別是孩子）對這溫和的刺激常常很快就有反應。在自然療法裡，這個現象不是什麼新鮮事。等我們漸漸領會了藥草與精油的力量，無論是平時保養或是生病時的照護，我們就能帶給自己和孩子們幾樣珍貴的東西：時間和關注，同時在孩子的記憶裡，也會深深印下我們小心翼翼應用這份大自然禮物的樣子。隨著年歲增長，我累積了很多與小孩們一同進行芳香活動的經驗，孩子們通常熱衷於香氣，而家長則是對精油的療效振奮不已。其他天然產品的情況也是一樣的，例如那些富含療癒力、還特別適用於嬰幼兒的純露與花草茶。

兒童不是成人的縮小版，而是非常特別的對象

我想分享我的這些經驗寶庫，不過請務必時時注意，孩子不是成人的縮小版。兒童是一種非常特別的對象！使用精油、調配劑量、以及準備香草藥劑的時候，我們必須一直考慮這點。

還有，也請讀者們注意，本書所提供的芳療建議絕不能取代看醫生。

Das ganze Leben ist
ein ewiges Wiederanfangen.

Hugo von Hofmannsthal

生命整體永恆復始不息

——胡戈・馮・霍夫曼斯塔

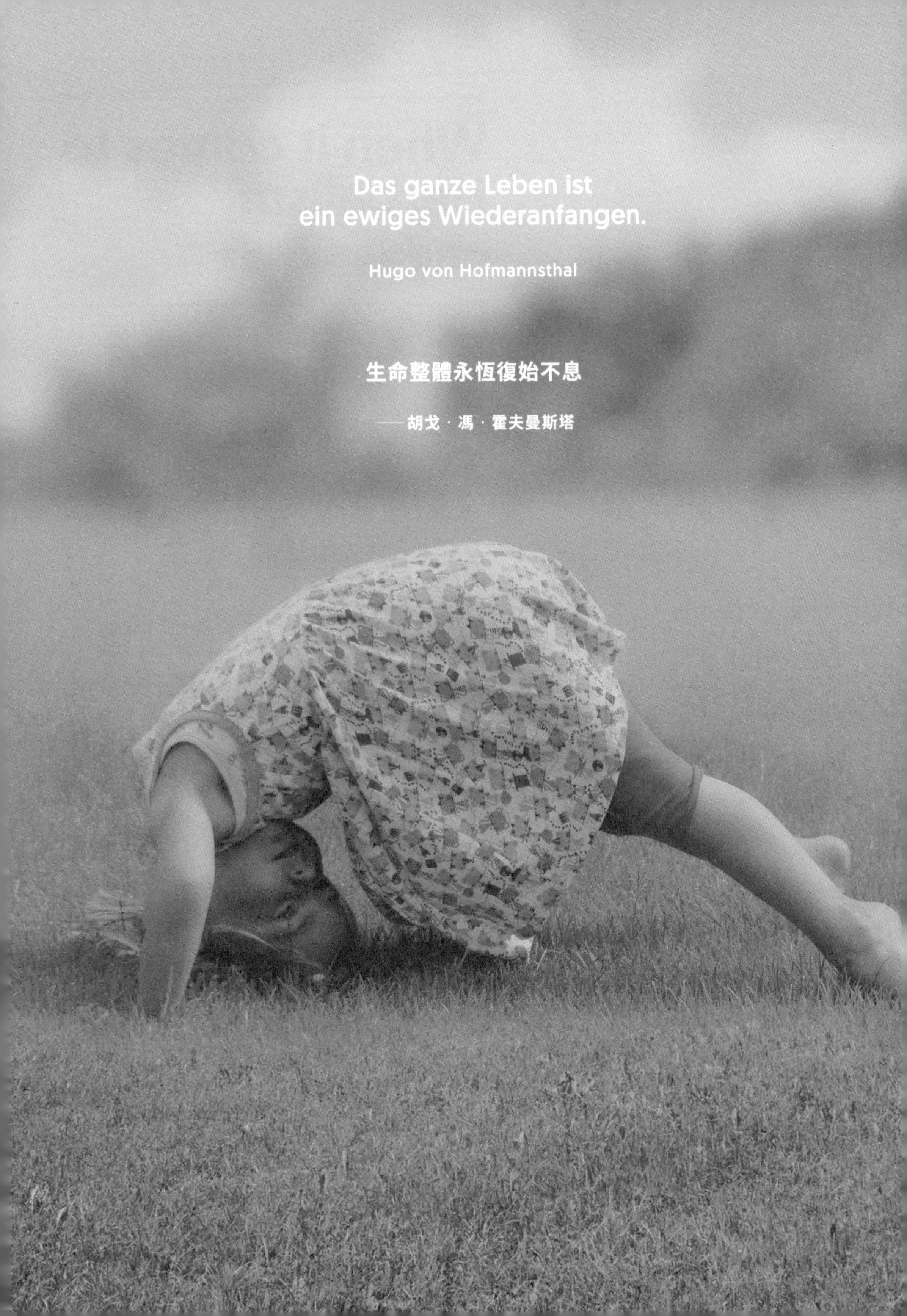

When it comes to Herbalism

談點植物與藥草的歷史

早在西元前兩千七百年的埃及文獻裡就已經記載香草的運用。歷經相當多學者深入研究藥草療方，草藥醫學最終成為今日民俗療法中重要的一環。

在自然療法中，香草、純露、茶飲等等早已不可或缺。從前很多婦女會使用植物藥材為家人保健、治病、療傷；現在我們也知道，許多植物早在幾百年前就被賦予醫療用途；在一段很長時期的很多地方，這些藥草甚至是人們僅有的藥品。大約一百年前，植物藥材首次遭到製藥業的排擠，儘管如此，從過去到今日的製藥業還是不斷向植物療法借鏡。

今日的情況是，我們往往急著服用現代藥品製劑，而且太常開立給孩子們使用。我們經常盲目使用抗生素，不只用在一些靠自然療法就能處理的輕微病症，甚至用在抗生素無用武之地的病毒感染個案上。其實面對常見疾病，重點其實在於給自己的身體一點時間，朝自我修復的方向輕輕推一把，並且保持耐心

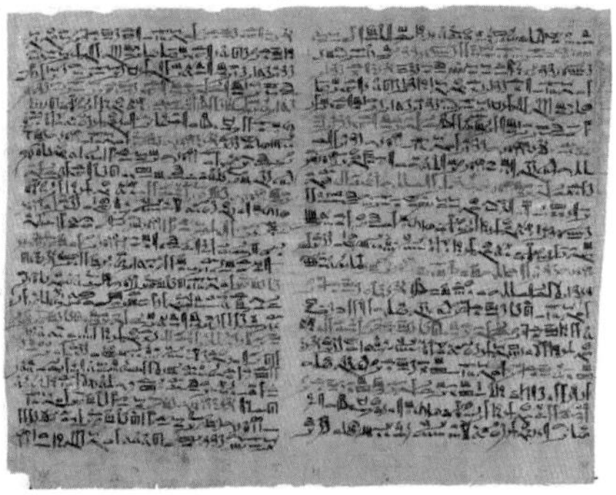

埃伯斯的莎草紙

希臘醫生希波克拉底，也曾在病患身上運用草藥醫學

今日的植物療法，芳香療法也是其中一部分，至少在古埃及已見發端。早在西元前兩千七百年的埃及文獻裡已經記載香草的運用，這是一位名叫梅莉．普托（Merit Ptah）的女醫師所寫下的。她是最早被允許行醫的女性之一，曾受神廟裡司祭的訓練而成為草藥醫師。

另一份成書年代推斷在西元前一五五五年的莎草紙上也記載著醫學文字[1]，其中對藥品的描述非常類似今日的草藥醫學和芳香療法。

再來不能不提到那位出生並活耀於科斯島上的希臘醫生希波克拉底（460～370 B.C.），也曾在病患身上運用草藥醫學，他寫了大約六十本專論，詳細描述各種疾病的徵候。還有迪奧斯科里德[2]、蓋倫[3]、普里尼[4]同樣是我們在草藥醫學史上，會遇到的幾位重要人物。

1
作者註：埃伯斯的莎草紙（Papyrus Ebers）是記載著醫藥相關文字的一百零八卷莎草紙卷軸，由考古學家 Georg Ebers 在 1873 年於底比斯發現，這些文件的年代推斷落在西元前十六世紀的末葉。

2
譯　註：Pedanius Dioscorides（A.D. ?～70），其名著《藥物論》對後世藥理學影響深遠。

3
譯　註：Claudius Galenus（A.D.129～200），古羅馬最著名的醫師，其醫學研究如解剖學、生理學．、病理學等等在西方醫學奉為圭臬，直至文藝復興時期。

4
譯註：Pliny the Elder，全名為 Gaius Plinius Secundus（A.D. 23～79），編輯了一部百科全書式《自然史》，從羅馬時期流傳保存至今日。此作品涵蓋了整個西方古典時期所知的一切關於自然的知識，包含植物學、動物學、礦物學、天文學、地質學等等。

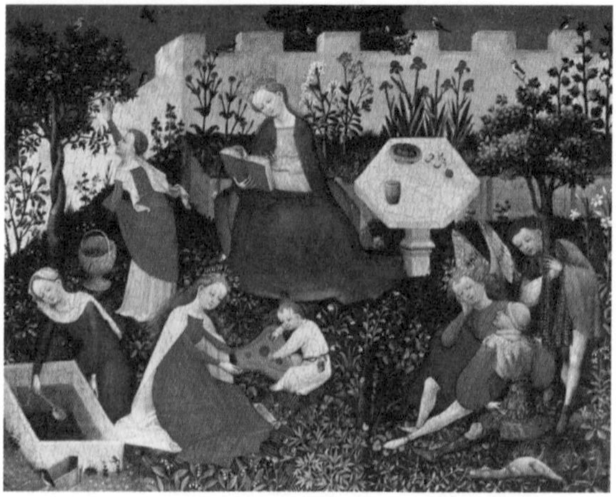

法蘭克福博物館收藏的《天堂花園》，約於一四〇〇年成畫

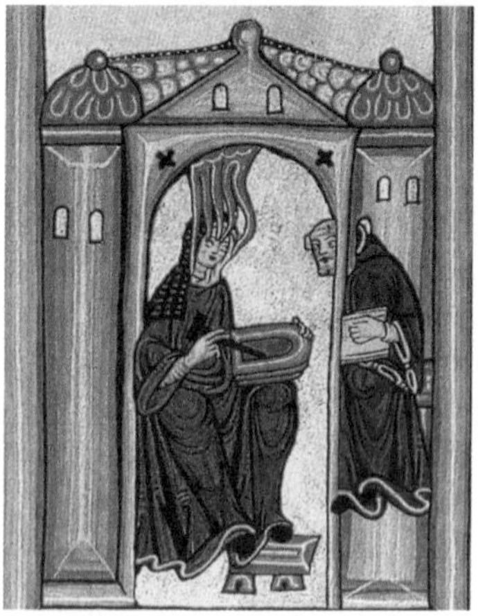

賀德佳修女

中世紀的賀德佳修女，她記錄了歐洲常見藥草能對應的疾病

西元三七五年開始，接連三、四百年在歐洲發生一連串的民族遷徙活動。這時期從事醫療的主要都是婦女，她們擁有關於植物療癒力量和藥草製劑的廣博知識，常常被稱作藥草婦或是藥草巫。查理曼大帝（A.D.747～814）不讓婦女們專美於前，他本人也深知植物的療癒力，在《國土管理規章》裡他明確地規定，城堡花園以及修道院裡該栽種哪些植物。

西元後最初幾百年，人們主要是在居家四周採集藥用植物，用來對抗疾病和治療傷口。在中世紀出現了一批藥草典籍，這些是由醫生和植物學家們，共同託名於一人所留下的紀錄5。

賀德佳修女6是中世紀歐洲首先將自己的藥草知識撰寫成書的女性之一。她的書不只記載了歐洲常見的藥草中，有哪些可用於當時已知的疾病，還收錄並命名了一些橫跨絲路運至歐洲的植物和藥草。

5
作者註：參閱我的《植物與元素》（Freya 出版，2013）。

6
譯　註：Hildegard von Bingen（1098～1179），德國本篤會修女、神學家、靈修家、植物學家、其著作影響歐洲藥草學甚為深遠。

作者的話

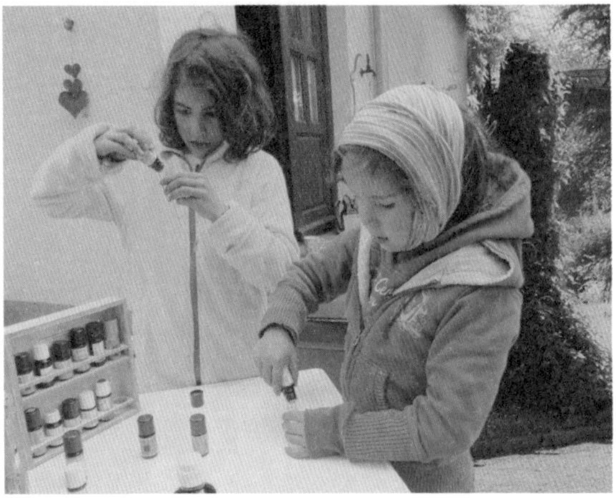

在調香的 Victoria 和 Johanna

另一位偉大的藥草專家是帕拉賽爾斯[7]，他主張「所有的東西都是毒，沒有東西不含毒性；是劑量決定了一個東西是不是毒。」帕拉賽爾斯著作傳世頗多，他主要關注的是那些居家環境可見的植物。

除了賀德佳修女和帕拉賽爾斯之外，還有相當多學者曾深入研究藥草療方，靠著他們，草藥醫學最終成為今日民俗療法當中重要的一環。從克奈普神父[8]到藥草神父外丁格[9]，再從魯道夫·史代納[10]到瑪麗亞·特雷本[11]，這段草藥醫學的歷史裡，我們看到了眾多重量級先驅以及一些較不為人所知的賢哲。

運用植物療法來增強免疫系統，使疾病從一開始就不至於爆發

好消息是，近年來人們對身體保健的想法有微微的變化：不再每遇常見的身體不適就立刻服用現代藥品製劑。大家越來越願意思考，若孩子打個噴嚏或咳了一下便立即使用強效藥物止住症狀，這些藥品會對孩子們的小身體造成怎樣的損害。

7
譯註：Paracelsus（1493～1541），瑞士醫生，煉金術士，思想家。

8
譯　註：Sebastian Kneipp（1821～1897），德國巴伐利亞人，水療推動者，自然療法專家。

9
譯　註：Hermann-Josef Weidinger（1918～2004），奧地利人，天主教普立孟特瑞會的神父，藥草學家，在奧地利人稱香草神父，著作豐富，包含《香草茶：香草神父的 1008 種藥草茶良方》共十七小冊，《藥草的種植、採集、運用和保存》等書。

10
譯　註：Rudolf Steiner（1861～1925），奧地利哲學家，教育家，創辦華德福教育，建立人智學思想體系。其思想體系所衍伸出的人智醫學與生機互動農法在自然療法領域產生廣大影響。

11
譯　註：Maria Treben（1907～1991），奧地利香草學家，著有《上帝開的保健藥房》。

精油、純露、藥草使用方式，一定要符合孩子的年紀

精油、純露、藥草什麼情況下可用在孩子身上？

一般而言，植物性輔助藥劑很適合在有感冒症狀、睡眠困擾、特別是出現各種小病痛時使用，使用的方式一定要符合孩子的年紀。

除此之外，精油還可以運用在學習障礙、過動以及心神不安的情況。

身為有責任感的父母、祖父母、或是叔叔阿姨，讓我們先來搞懂各別的芳療產品裡最重要的觀念。因此，接下來幾頁我們來談一點芳療產品基礎知識。

notes 小筆記

兒童芳療簡易概念

精油

請依照精油種類與應用領域，滿三個月後可與植物油混合稀釋到超低濃度使用。

植物油

出生後就可以使用無虞。

浸泡油

含微量植物精質的植物油，可比照植物油使用。

純露

出生後就可以放心使用。

藥草茶

一般用來助消化或抗感冒等，兩三個月大後才可服用。

酊劑

只適合年紀比較大的孩子，且僅限外用。

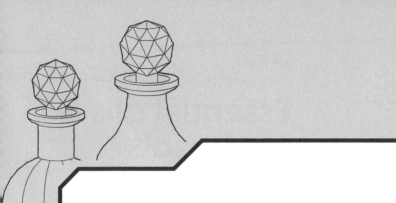

Chapter 1

來談一點
芳療產品基礎知識

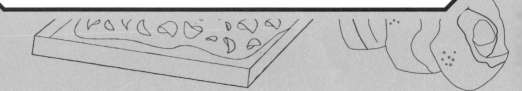

Section 1

Essential oils & Hydrosols

精油、純露是什麼？

精油是什麼？

植物製造芳香分子，用以儲存能量、攜帶訊息、抵禦病原、調節溫度、吸引或驅趕其他生物等等。花朵的精質能吸引自己所歡迎的昆蟲，嚇退那些不但不「呵護」她、反而很想吃掉她的蟲子。順便一提，人們正是利用芳香分子的這個特性來製作香氣陷阱捕捉蚊蟲。

精油也能夠保護植物免於細菌、病毒、黴菌的侵害。精油揮發後，會在植物周圍形成一種微型氣候，能幫助植物隔熱驅寒，甚至植物根部也能產生抵禦微生物的芳香分子，也就是精油。很多時候精油甚至可以抑制鄰近植物的生長呢！

例如尤加利

植物的香氣儲存在微小的油滴裡，分布在植物組織的表層或內部。有些時候我們甚至靠肉眼就能看到一些植物的油腺。就拿橘子為例，如果我們稍微擠捏橘子皮，就能清楚看出表面的油腺。再舉個例子，如果我們向著陽光拿著聖約翰草那帶著小斑點的花瓣，就能清楚看到一些深色的小點，這就是她的油腺。

六千年前的古代人對芳香療法已不陌生，據目前研究顯示，芳療在古代就已廣泛流傳。從前人的嗅覺遠比我們現代人還靈敏，很早就開始使用藥草和芳香物質來保存食物、幫助消化、治療疾病。

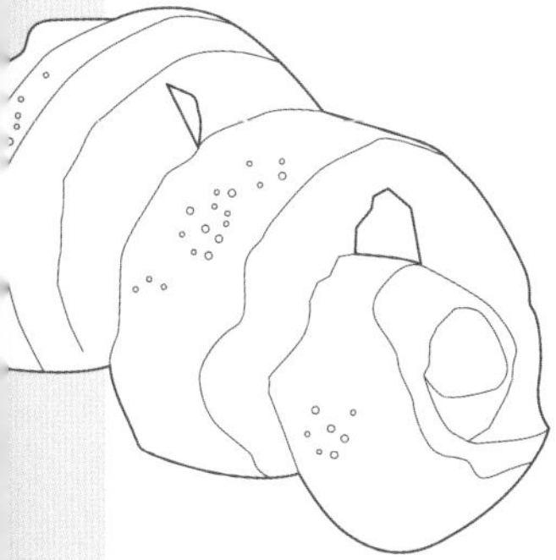

生產精油的方法有好幾種：

蒸氣蒸餾法

大多數植物都可蒸餾，用蒸餾法能得到最佳的成品。我們所使用的芳香產品大約有八成是靠蒸餾法取得的精油。

用來蒸氣蒸餾的花朵必須在一大清早手工摘採，因為此時精油的含量最高；為了讓採下的花瓣不因悶濕環境受損，通常採收後幾個小時內便會開始蒸餾。蒸氣蒸餾後的產物除了精油之外還有植物水，也叫做純露。純露裡有植物的水溶性分子，精油裡的則是脂溶性分子；因此純露非常適合用來滋潤臉部、浸浴、薰香。不過我們在購買玫瑰、薰衣草、金縷梅等等純露時必須小心，因為有可能買到蒸餾水摻精油而成的，類似純露的芳香水。真正的純露含有少量精油，還有一些微量元素、礦物鹽、生物鹼以及其他的植物次級代謝物，絕不含酒精。

冷壓法

柑橘類果皮上的精油是用冷壓法得到的，冷壓的過程是先用機器壓榨柑橘果皮，得到含精質產物再利用離心機油水分離，最後過濾掉固體殘渣即可。

冷壓法得到的精油，保存期限比蒸氣蒸餾法的精油短一點；遇

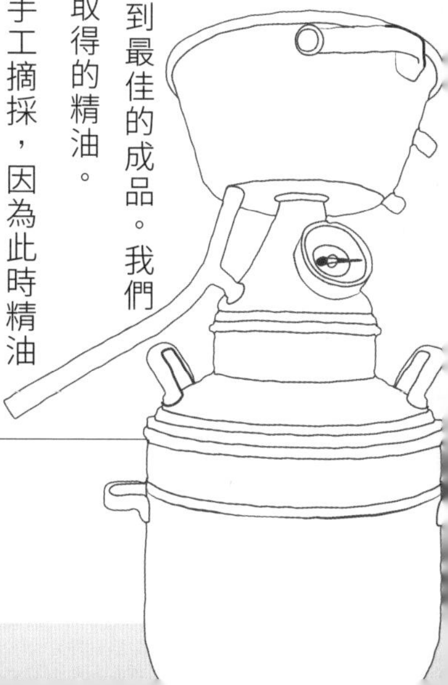

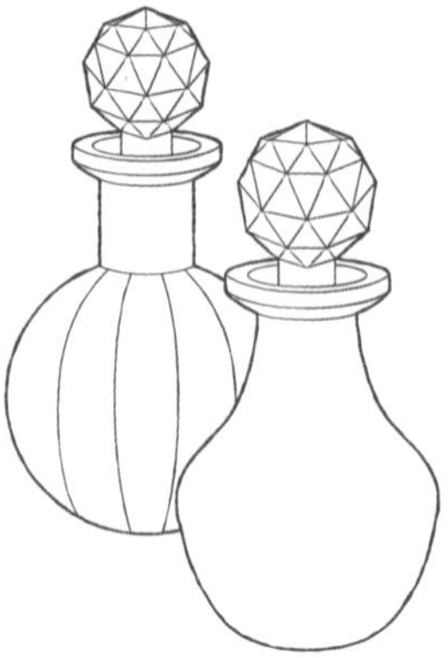

冷時，壓榨法精油裡可能會形成一些無害的蠟質片狀物。冷壓而得的精油也可以再蒸氣蒸餾，但精油的特性會因此再度改變。冷壓法製程中，無法移除如農藥之類的有害物質，因此種植時是否採用有機控管栽種法非常重要，例如是否標示有機認證kbA。傳統栽種法得到的果皮也因此不適合冷壓法，這跟我們在烹飪時也不用這樣的果皮是一樣的道理。

溶劑萃取法

我們把這類產物稱為原精。常見的溶劑有己烷（食品級的己烷也會用在食品加工製程）、甲醇、乙醇、苯和聚醚。

許多花朵對於溫度變化非常敏感，不適用蒸氣蒸餾法，如茉莉、風信子、水仙、鷹爪豆、銀合歡等等。溶劑法製程會將花朵放入裝有溶劑的滾筒中，溶劑會將植物組織裡的精油吸取出來。待溶劑將香氣分子分離出來，再將溶劑揮發掉（在真空環境下緩慢加溫），此時的產物是種含蠟、軟軟的物質[1]，還須進一步以酒精淨化脫蠟。因此原精裡可能會殘留極微量的溶劑，通常這麼微小的劑量可以忽略不計，但原精仍僅限外用。原精濃度高且黏稠，使用前必須稀釋到最低濃度。氣味的濃郁也讓原精在香水工業廣受歡迎。

1 譯註：此階段的產物稱為凝香體。

2 譯註：徐四金（Patrick Süskind）著，洪翠娥　譯，《香水》〔新譯本〕，皇冠，2006。

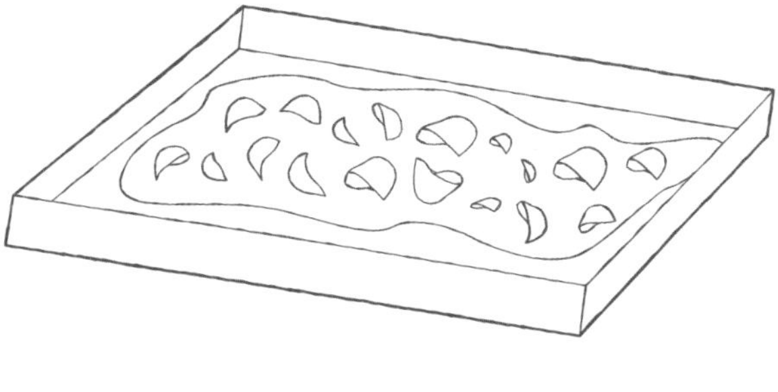

脂吸法

曾讀過徐四金《香水》[2]的讀者一定聽過這個取香法。脂吸法適合用來萃取柔嫩且對溫度敏感的花朵精質。此法是先在盤子抹上一層薄薄的豬油脂，再將花朵鋪在上面靜置，待香氣被油脂完全吸收後，將移除花朵再鋪上一批新的花朵，接著不斷重複這個過程，直到油脂滿滿吸飽了香氣。再用酒精乙醇將油脂中的香氣精質溶出，最後以加熱法將乙醇揮發，得到原精。

另外還有所謂的熱力萃取法，是脂吸法的一種變型，不同之處在於吸附花朵香氣的豬油脂會加熱至攝氏五十至八十度。

最後再聊聊純露

談到蒸氣蒸餾法萃取精油時，我們知道同時也會產生純露。我特別喜歡在嬰兒身上用純露，一般的皮膚保養很也好用。

純露[3]是蒸氣蒸餾植物時冷凝的水加上蒸餾萃取出的效用分子，純露也稱作芳香水（Aquarome）或芳香花水（aromatische Hydrosole）。開始使用蒸餾法後，人們就知道有純露這種東西，並在很久以前就開始運用純露了，主要是在飲食方面。其實今日的情況也是這樣：想想在阿拉伯國家，人們喝的是玫瑰水而非香檳；再來就是生產杏仁膏（Marzipan）時，玫瑰水也是不可或缺的材料。

3
作者註：關於純露及其生產，可以參考我的著作《純露——植物水蘊含的溫柔療癒力》*Ingrid Kleindienst-John, Hydrolate – Sanfte Heilkräfte aus Pflanzenwasser.* Wien: Freya, 2012.，所有你該知道的一切都在裡頭。

Section 2

The Label

好精油要具備的品質標示

「我們該怎麼分辨一瓶精油的品質好壞呢？」每次在研討會或演講我總是會被問到諸如此類的問題。其實答案真的很簡單：注意看瓶身的標籤啊！應該標示在上面的東西如下：

① 萃取植物的植物學名

標籤上這項標示通常是拉丁文，是該植物品種的學術名稱，由《國際藻類、真菌及植物命名法規》所規範。這個學名能精確地告訴我們，眼前這瓶精油是由何種植物萃取得來的。以百里香（Thymian）舉例。精油市場上至少有五種品種的百里香精油，不是每一種都適合用在每個人身上。這也意味著我們在買精油的時候應該特別留心，手上的這瓶究竟是哪一個品種。

如果我買到的精油標示著「Thymus vulgaris ct. thymol」，這表示這瓶是萃取自含有大量百里酚的百里香，而這品種不適合用在孩子們身上。

如果我買的百里香精油上面寫的是「Thymus vulgaris ct. linalool」，這表示手上的是精油是既親膚又對小朋友嗅覺很溫和的沉香醇百里香。

因此，如果一瓶精油上沒有植物學名的標示，我是不會買的！

② 萃取自植物的哪個部位呢？

一瓶精油萃取自植物的根部、葉片或僅僅來自花朵，這之中的差別可不小，各個部位的作用原理可說相當不同。因此，精油瓶身上應註明這是從植物的哪個部位蒸餾或壓榨而得的。

③ 精油植物產自何區？

精油植物的來源地也是我們關注的要點，一種植物並非在每個產區都真的水土相符，植物唯有種在最適合它生長的地方，才能發展出這種植物典型的特色。

以薰衣草為例。世界上最重要的薰衣草栽種區在法國南部、克羅埃西亞、英國南部，以及部分保加利亞。種在中國的薰衣草，花總是開不好，頂多是法國薰衣草令人厭煩的模仿品。順帶一提，我個人覺得最好的薰衣草產自法國高海拔地區的野生高地薰衣草。

④ 人工栽種或野生？

很遺憾，我們當然無法每支精油都買到最高品質、萃取自狄密特栽種法（Demeter-Anbau）[1]的植材；市場上有許多精油是使用有機控管栽種法的植材，不過大部分還是出自使用傳統栽種法的農場，但這也不是說這樣就「很差」。當然，買柑橘類精油時須特別注意，至少要挑使用有機控管栽種法的，因為噴灑的農藥會隨

1
譯註：狄密特栽種法又稱為生機互動農法或是 BD 農法（Bio-Dynamic Agriculture），是奠基於魯道夫．史代納的人智學哲學體系的農業實踐方式。詳情可參考艾倫法．菲佛著《生機互動農法導論》，陳脩平　譯，三元生活實踐社，2020 出版。

notes 小筆記

簡易的保存期限估算法

蒸氣蒸餾法的精油 ———— 大致上能保存四年，我之後會提到少數例外。

冷壓法的精油 ———— 可保存一年至一年半。

原精及 CO2 萃取法 ———— 同樣可保存四年。

注意

用在兒童身上的精油或純露，最好使用開封後一年內的。
孩子柔嫩的皮膚對刺激物起反應的速度常常比我們想像得還快！

著冷壓法一起進到精油裡。野生採集很少見，因為這需要生長在野外，也就是得以在合適的自然環境生長的植物，環境可供植物完全發展它的特質。

如果瓶身上沒有標示任何栽種法，您可以合理相信這瓶精油的植材使用的是傳統栽種法。

⑤ 生產方式

最後，在標籤上一定要註明製造方式：蒸氣蒸餾法、冷壓法、酒精浸泡、溶劑萃取的原精、或是CO2萃取。

因為這攸關產品的保存期限，也會影響應用方式。例如，原精可以用來調香，卻不適合用於治療，因為原精裡可能還是會殘留一點溶劑，這或許會刺激到小孩柔嫩的皮膚。而CO2萃取法的產物同樣也不適合用在皮膚上。不過這兩種都可以用來薰香，無須擔心。

⑥ 生產批號和保存期限

瓶身標籤也該提供生產批號，若有必要，才能追溯到這批產品的製造者。有些公司會在標籤打上有效期限，有些則是提供製造日期。

Section 3

Carrier Oils

挑選有機初榨植物油

植物油是調配皮膚外用油的必需品，因此一定要注意它的品質好壞。請購買那些本來就可以食用的油，凡對胃好的東西，對皮膚也很好。

所以要買初榨的油，並盡可能挑選有機栽種的，這樣才能避免有害物質不小心滲進你的皮膚裡。冷壓法生產植物油時，溫度不得超過攝氏六十度，能夠保留珍貴的營養成分，如礦物質、維生素、脂肪酸等等。我們也應該只選用高品質的植物油來製作藥草浸泡油。還有，請別用合成油脂！這類油脂會把皮膚深層的水分帶到並儲存在表層，結果是讓最底層皮膚漸漸乾涸。雖然一開始，因為最上層皮膚吸飽了水分，皮膚會有細緻柔嫩的感覺，但久了卻會變得乾燥易裂、更加敏感。

購買植物油時請注意標籤上的說明

請盡可能使用初榨（virgine）、天然無添加（nativ）的油，最好是無殘留物、有機控管栽種法（kbA或是Demeter），這樣才能保證從頭到尾都沒有接觸到農藥、殺蟲劑、重金屬。

但願如此

請讀者也一定要注意自己正在用的基底油的保存期限，絕對不要使用混濁或有油耗味的植物油。

遺憾的是，由於基底油裡蘊含大量的不飽和脂肪酸，因此保

月見草油是唯一的例外，它聞起來總是有一點點油耗味，但不是真的耗掉了。

存期相當有限。不飽和脂肪酸會與氧起反應，使油品敗壞，這也意味著基底油的不飽和脂肪酸含量越高，酸敗得越快。即使距離標籤上的保存期限還有一段時間，還是要定時檢查基底油聞起來是否良好，還是開始變味了。植物油一旦開瓶，氧化過程就開始了。當然，這個過程的快慢主要取決於保存的方式。

我們不該在身上使用耗掉的植物油，因為體內有了活性氧便會產生自由基，損害我們人體健康。

精油、植物油及純露的正確保存方法

以下原則適用所有產品：

一定要將您的精油、植物油、純露一直存放在乾燥而且最好是陰暗的地方，因為光照會加速氧化及化學變化。

最好是用深色瓶子（棕色、藍色、紫色玻璃瓶）裝這些產品，不過不要放冰箱，而要放在「正常」的室溫之處，只是別高於攝氏二十五度。

藥草，自己採還是到藥房買？

這個問題問得很好。

如果您能夠在一片無汙染的環境裡、並在正確的時間採收到正確的藥草，那您就好好利用這份自採的珍品。不過您須要非常了解植物才行。如果不是這樣，那麼去找專業採藥人準沒錯。如果家裡附近沒有採藥人，或是您不認識任何一位，那我會建議您去藥房購買藥草。藥房會確保藥草的品質盡量穩定；而在大自然裡採集則意味著自己要很熟悉哪些地方可前往採集，還要確定它未受汙染。

有很多藥草書可供採集者參考，在書裡能找到對照的圖片和採集指引。乾燥後的藥材要盡可能以全株、遮光的方式保存，這時候棕色小紙袋就很好用。

Section 4

Plant Metabolite

植物的初級與次級代謝物

簡單談談植物內含物，所有植物都蘊含所謂的初級與次級代謝物，這些物質隨植物種類不同而有差異，這也能解釋為何不是每種藥草都能治百病。

每種植物是由不同的物質組成的，每種物質賦予了植物的結構。結構的形成端賴碳水化合物、蛋白質、脂肪等軟物質，或是利用像木質素、纖維素等木質材料。之外，我們還能在細胞液裡找到一些其他的物質，例如礦物質、維生素、植物酸等等。再來，不同的植物還擁有一些獨特的物質，像是精油、生物鹼、醣苷、黏液等。

不過，即使我們想依照內容物來將藥用植物分類，我們仍會不斷地發現：是植物整體幫助我們得到療癒，而不只是個別的效用成分。因為一棵植物所蘊含的全部化學組成分子，都會協助那些重要的有效分子更容易、更迅速、更適切地進入我們人體，並發揮療癒力。靠著大自然這套別具匠心的運作方式，植物才有了獨特的功效。

有些植物內含物是水溶性的，我們可能會在純露或藥草茶飲的介紹裡再次遇到；有些則是脂溶性的，它們會出現在精油與植物油的介紹裡。

notes 小筆記

植物初級代謝物主要三大類

\ 碳水化合物 /
\ 蛋白質 /
\ 脂肪 /

notes 小筆記

重要的植物次級代謝物

\ 生物鹼 alkaloids/ \ 苦味物質 bitter substances/
\ 單寧酸 tannins/ \ 醣苷類化合物 glycoside（皂素 saponin、強心配醣體 Cardiac glycoside、黃酮與類黃酮化合物 flavone and flavonoid、花色素苷 anthocyanin）/ \ 矽酸 silica/
\ 黏液物質 mucilage/ \ 精油 essential oil/ \ 樹脂 resin/
\ 吡咯里西啶類生物鹼 pyrrolizidine alkaloids/
\ 氰苷 Cyanogenic Glycosides/
\ 芥子油糖苷 mustard oil glycosides/

初級代謝物形成植物的樣貌

所有的高等植物都會製造初級代謝物，這些物質能帶給人體維生所必需的能量。一方面，這些物質會在植物體內形成扎實的結構，對植物的外型、樣貌舉足輕重；另一方面則構成了一些細胞液裡頭的化合物，植物本身或人類都能從中獲取養分。

次級代謝物給了植物色彩與香氣

植物的次級代謝物含量相當微小，主要是面對害蟲時能保護自身或趕跑它們，也能吸引自己偏好的昆蟲前來；次級代謝物扮演植物性荷爾蒙的角色，也給了植物色彩和香氣。這表示每種植物的次級代謝物都是特殊的。

我們也不能小看這種物質對人體或是對動物的保護作用：它能讓我們免於自由基的傷害、殺死病原體、更能保護並強化我們的免疫系統；不過它不是我們的營養素。植物從根部到花朵各個部位的次級代謝物含量常常是不同的，因此我們也特別要注意每種植物該使用的是哪個部位。

生物鹼

本書所推薦使用的植物皆不含生物鹼，因為這類植物通常不適合用做茶飲，孩童或青少年服用此類物質就算不會致命，也絕對有害。吡咯里西啶類生物鹼是生物鹼裡的一類，在一些我提及的植物裡有相當的含量，但適度服用這類植物不會造成傷害。

苦味物質（苦味質）

小孩子一定不喜歡喝含有苦味質的茶飲，因為正如字面上說的，它嚐起來真的是苦苦的。基本上苦味質可幫助處理脹氣、消化不良、便秘等情況，正如一句老諺語所言：凡苦口者能健胃。低劑量服用，苦味質還能支援免疫系統的運作呢！若要給孩子服用，或許可以調和蜂蜜或樺木糖，讓茶飲更有風味。

單寧酸（鞣質）

增甜調味的作法也適用於含高劑量的茶飲。富含單寧酸的藥草、果實或是樹皮比較適合外用，我們之後會看到例子，因為它能在皮膚上形成一層像保護膜一樣的東西，藉此增加皮膚抵抗病原和細菌的能力。它也能抑制出汗過多的症狀。小時候，如果我們喉嚨痛，或是剛拔完牙、嘴裡有傷口，便會含漱鼠尾草茶，因為鼠尾草富含單寧酸；不過我們不會把茶喝下去。

皂素

皂素是植物的皂性物質，正如一般生活中的肥皂，能降低水的表面張力。除此之外，搖動它還能形成一層柔順的泡沫，能有效稀釋黏稠鼻涕或痰液，讓人更容易咳出來。

強心配醣體

強心配醣體對製藥業很重要，許多作用在心臟肌肉的藥劑是由它提煉製造的。不過我們不會用到它，因為它是有毒的！本書不會談到任何含有強心配醣體的植物，含有氰苷的也不會出現。

芥子油糖苷

芥子油糖苷出現在十字花科植物裡，在家中的常備藥品裡多少都有它的身影，讀者還會在本書某些植物的簡介裡找到更多關於它的資訊。

黃酮與類黃酮化合物

主要是拿來稱呼黃、橘、紅等色素，它能殺死病菌，也能抑制發炎。黃酮與花色素苷也屬於此類。

黏液物質

黏液也屬於植物的次級產物。遇水後能夠強力膨脹，進而產生一種黏稠的流體。常有人認為這種物質能夠消解黏液，實際上並非如此。黏液物質能夠在咽喉或胃部發炎的黏膜上形成一層保護膜，藉此讓咳嗽者的咽喉黏膜加速痊癒。但黏液有止瀉的效果，因此我們絕不可長期飲用黏液製劑類的茶飲，否則腸道吸收營養的能力會大受阻礙。含有黏液的植物所泡的花草茶通常味道都特別好，例如藥蜀葵茶。

精油

關於精油，我已經在開頭就向讀者提供一些基本資訊了。精油也是以極少的量存在在植物體內，這點也會影響我們配方的劑量拿捏。

樹脂

樹脂主要由樹木而來，我們會在書中看到一些歐洲當地產的樹脂。一般而言，在小傷口或是皮膚龜裂的情況，可利用樹脂來促進傷口痊癒。

Section 5

Basic Rules

兒童藥草芳療的應用守則

孩子的年紀和體質一直是重要的考量，本書所談到的精油、植物油、藥草及各種使用方法都是我特別挑選過的，適合〇到十二歲的孩子。在第六章的使用年齡對照表中，我將各種建議配方按孩子的年紀依序給出，好使讀者能夠輕鬆地找到您的孩子所需要的配方或應用方法。請務必注意正確的劑量：小孩並不是成人的縮小版。

notes 小筆記

・藥草茶與精油劑量準則・

\ 藥草茶飲 /

〇到四歲
最多只能用成人劑量的 ¼，最好再低一點。

四歲開始直到十歲
可以給予成人劑量的 ⅓。

十歲之後
可以再增加一點，到差不多成人劑量的一半。

\ 精油 /

六個月以前
盡可能不用精油，在這段時期最好選用純露。

六個月之後
可以在 20ml 的植物油裡加 2 到 3 滴精油。

兩歲開始
20ml 的植物油裡加 4 到 5 滴精油使用。

五歲以後
若情況必要，可在 20ml 的植物油裡加至 6 滴精油來使用。

精油就算微量地使用還是能展現功效！

請讀者好好留意每個配方所給的數據，至少是您使用時的參考值。使用時若有疑慮，就用比配方指示的再低一點的劑量。精油就算微量地使用還是能展現功效！小孩的皮膚比起成人真是柔嫩太多了，他們的表皮層還沒有像成人具有這麼多角質，也因此外在環境刺激物會對孩子們造成更大的傷害。不過只要正確地操作，我們不必擔心將精油配方用在身體上，這種方式沒有什麼好反對的。

請勿強加一些不適合他們年紀的香氣給小孩子

在即便是幼兒的孩子身上，精油恰恰能發揮最理想的助益，因為嗅聞能大幅度擴充記憶力與學習能力。以下的現象真的很有趣：那些在學齡前就已經熟悉、明辨許多不同種類香氣的孩子，他們的記憶力、學習心及感受能力更容易提升。不過請勿強加一些不適合他們年紀的香氣給小孩子，他們也有權利一起決定什麼香氣是他們要的。

和孩子一起動手調製配方吧！

也給孩子機會和您一起調製配方吧！在本書的一些配方底下我收錄了孩子說給孩子的小分享，和一些搭配著配方的小活動，常常是我的孩子、孫子、或是孫姪女們自己想出來的，而且自己實際做過了。接下來您會讀到許多熟悉或是不熟悉的植物的速寫，我會附上參照頁數，指引您到本書後頭找到適當的配方和各種好用的應用方法。

張羅一間居家芳療小藥鋪一點也不複雜

建構一個給孩子的家庭小藥鋪所需要的精油並不多，這些精油最好在嚴選的專業商家購買。您的青少年孩子可能會喜歡一些異國情調的香氣；不管怎樣，這些精油一定都要是高品質的。同樣的購買原則也適用在植物油（調製配方時會需要），畢竟一般而言我們是不會自己生產精油或植物油的。

芳療應用方式（如薰香燈、按摩、皮膚保養品、洗浴用品等等）也和用來調製產品的精油、藥草一樣豐富多元。本書所推薦的藥草，有些可能在讀者家裡的廚房就有，有些或許您可以自行採集，若是不確定，至少可以在藥房或是自然療法藥鋪買到。您將會發現，為您的孩子或者也為您自己張羅一間居家芳療小藥鋪也沒那麼複雜。

自家花園還是可以蒸餾出美妙的純露

孩童藥用植物的主要使用方式是茶飲，不過當然也可以做成酊劑或浸泡油塗抹，或是像敷布、包覆、沖洗劑等等外用法；這些酊劑或浸泡油的製作方法，您會在相關植物的介紹裡找到。要自行生產足夠份量的精油真的有點困難，即使您認為家裡的花園有足夠的植材來萃取精油。蒸餾薰衣草，通常一次只能獲得一點點精油而已；而其餘所有的庭院植物雖然有香氣，但是幾乎萃不出精油。不過，自行蒸餾這些植物還是能得到美妙的產品：純露。這些純露在兒童照護上也用得著[1]。

在第六章有幾個表格，我將精油、植物油、藥草的各種可能的應用方式，依照孩童的各個年齡階段清楚列出。您也可以利用本書的索引找出各種處方與建議配方。

---

1 作者註：請參閱我的*Hydrolate – Sanfte Heilkräfte aus Pflanzenwasser.* Wien: Freya, 2012.

Chapter 2

常備香氣
繽紛的香氣與藥草

Section 1
好用入門香氣

Section 2
日光溫暖香氣

Section 3
清涼薄荷香氣

Section 4
松柏大樹香氣

Section 5
香料種籽香氣

Section 6
歐洲草藥

Section 1

common usage
好用入門香氣

我就從歐洲最知名、用途也最多的藥草開始介紹吧！

薰衣草品種繁多，說不定您的花園裡就有一些呢！我們來細看一下其中兩個品種：薰衣草屬於唇形科（*Lamiaceae*），性喜溫和氣候，主要生長在法國南部、克羅埃西亞、義大利，還有在英國也長得特別好，這點挺有意思的。多年以來，薰衣草已成為歐洲花園裡人人喜愛的芳香常客。

【薰衣草 Lavendel】

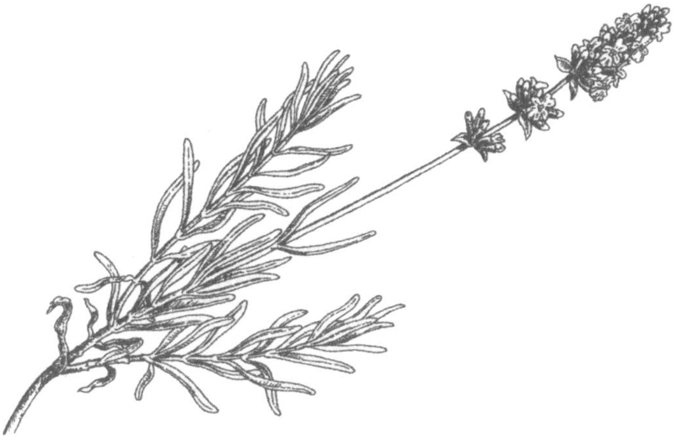

嚴格的講，薰衣草屬於半灌木植物，也就是說它的莖會稍微木質化，依品種不同能夠長到大約六十公分高，有著灰綠色、窄細微長的葉子。至於花的顏色，原生地的花是藍紫色的，不過如今也有許多栽培品種，花色從白色、粉紅到深藍色都有。花期從六月底一直到九月多初秋時節。

我特別看重高地薰衣草（Berglavendel），這是一種野生型態的真正薰衣草，香氣更加飽滿而圓潤，這種薰衣草生長在海拔大約八百至一千兩百公尺的地區，須靠人工採收。它帶著極美的深藍色花朵，不過植株沒有低海拔地區的薰衣草那麼高。

地中海區域也原產另一種薰衣草：（超級）醒目薰衣草（Lavandin（super）），它是真正薰衣草和穗花薰衣草雜交後的產物，與真正薰衣草的區別在於它的身材更高一些，甚至能長到一百二十公分高。這個混種植物（也就是透過雜交而得的植物品種）只能用扦插的方式繁殖。醒目薰衣草方便用機器採收、好照顧、產量也豐富，因此人們特別喜歡種植這個品種。

真正薰衣草 Lavendel fein

Lavandula angustifolia

它的香氣擁有一種神奇的安撫鎮定效果，是孩子們特別喜愛的氣味。真正薰衣草在我家裡特別受歡迎：各種小傷口薰衣草精油都能派上用場，不管是小割傷或是燒燙傷、或是哪個孩子被蚊子叮到還是手指被夾到，大家都馬上喊著要拿薰衣草。

為什麼大家都想要真正薰衣草呢？一來，它的香氣給人一種受到保護和安慰的感覺；二來，這款精油的確擁有強大的療癒力。真正薰衣草這兩項特長能從它的內含物找到根據。真正薰衣草精油能在許多不同的照護應用領域發揮功效，嚴格說來它真的是款「萬能油」。它也相當溫和，用在嬰兒身上也不用擔心。除了上述的功用，我們後續會提到更多可用薰衣草處理的大大小小身心不適。

超級醒目薰衣草 Lavandin Super

Lavandula intermedia 或 *Lavandula hybrida*

對比真正薰衣草，醒目薰衣草能鼓舞提振心情，使人有活力，感冒時或讀書時都能派上用場。這個屬性也能在它的化學內含物找到根據。醒目薰衣草的氣味比真正薰衣草還要嗆烈而清脆，因此當我們想要增強記憶力時，或是感冒時想要讓呼吸暢通，就是它能夠上場的時候啦。

儘管醒目薰衣草的用途廣泛，但我一定不會用在小嬰兒身上，只會用在差不多已經三歲的兒童。

真正薰衣草純露 Lavendel-Hydrolat

如果我們想用薰香燈在嬰孩的小天地裡灑上柔和的薰衣草香氣，真正薰衣草純露就是個超棒的東西。薰衣草純露是使用蒸氣蒸餾法生產薰衣草精油時會一併得到的產物。它能為空間圍上一層溫柔喜悅的氣氛。這帶有甜感香氣的純露對我們的皮膚有抑制發炎、抗感染、鎮定等功效，因此可用來敷在嬰兒屁屁擦傷的地方，同樣可用在青春期孩子臉上的痘痘。還有，我們所用的產品一定要是開瓶不久的高品質純露，這點自然不在話下。

醒目薰衣草純露 Lavandin-Hydrolat

比起真正薰衣草純露，這款純露有著更強的抗病毒效果，不過同樣可以在孩子房裡薰香[1]使用，只是不能用於嬰幼兒。薰香時若加入一滴葡萄柚精油，整個房裡會瀰漫著宜人的香氣，有助孩子讀書。

藥草

薰衣草助眠茶

1 一杯茶放一茶匙的薰衣草花朵
2 倒入熱水，靜置四到五分鐘
3 過濾後再用一咖啡匙蜂蜜調味

我們也能用真正薰衣草的花朵做出氣味怡人的助眠茶。夜晚入睡前喝一杯薰衣草茶，平靜身心，一夜好眠。薰衣草茶適合大約六歲以上的孩子。

植物油　藥草

薰衣草浸泡油
Lavendel-Ölmazerat

1 取一把乾燥的薰衣草花
2 放入一個乾淨、用酒精消毒過的果醬瓶裡
3 倒入葵花籽油或橄欖油，直到瓶口
4 用一把乾淨的木湯匙把浮在上面的花朵稍微往下壓，讓油完全覆蓋
5 蓋好蓋子，靜置在溫暖、但不被陽光直射的房間內約四週
6 將花瓣過濾乾淨，再把香香的浸泡油換裝在深色瓶裡即可

不想在孩子身上使用精油，但又不想生活中缺少薰衣草的氣味？沒問題！那就來製作薰衣草浸泡油吧！我們家把這款薰衣草浸泡油用來保養孩子的皮膚，也能在孩子完全不想睡覺的時候派上用場。有個具有神奇功效的小儀式：輕柔按摩小朋友的小腳丫。甚至小嬰兒也很喜歡喔，這是一份他成長過程中完全無法割捨的享受，而且這也是您能給予孩子最美好的關注：您給了他時間與注意力！好好享受這段兩人時光吧！您也可以輕易地為孩子製作止咳浸泡油，製作方式請參見一八四頁。

1 審訂註｜原書薰香燈指隔水加熱的蠟燭形式，此方法亦可使用於水氧機。

精油

助學香氣瓶

乾淨的面霜罐……1個
化妝棉……2張
真正薰衣草……1滴
醒目薰衣草……1滴
葡萄柚……1滴

精油　純露

吸血鬼本來就不喜歡這個，您知道的！

吸血鬼退散噴霧

真正薰衣草……15滴
真正薰衣草純露……加至100 ml
伏特加……5 ml

充份混合精油與伏特加後，用純露填滿搖勻即可。

英格麗阿姨，吸血鬼不喜歡伏特加

這瓶可以直接把吸血鬼熏倒！

如果您的孩子不喜歡好好坐著，可是功課又一定得完成，這時「助學香氣瓶」就能好好發揮功能啦！

要怎麼使用呢？當孩子要作功課的時候，讓他把助學香氣瓶放在面前，精油的氣味便能幫助他學習。香氣的作用是這樣的：

1 當功課讓他有點煩躁時，真正薰衣草能稍微安撫他。
2 醒目薰衣草的氣味能使頭腦變清晰
3 葡萄柚則帶來平衡與支持的效果

功課做完，芳香瓶就可以蓋好收起來，反正也用不著了。這個方法對於那些坐不住的孩子們特別有效，對大一點的孩子的學習也有幫助。

這功課其實也沒這麼難嘛！

如果你把滴了助學精油的小布放在鉛筆盒裡，那你在學校的學習時光也會變輕鬆喔！而且每個人都會想跟你要那塊布。

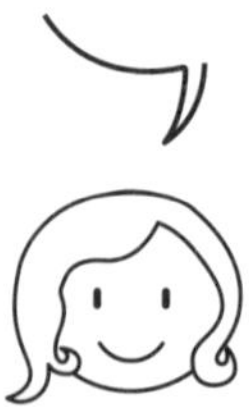

Victoria（十歲）的小分享

我是從八歲的Lena-Sophie那裡得到吸血鬼退散噴霧這個小撇步的，這本來是用作孩子房間的空間噴霧，不過Lena-Sophie和她妹妹Hanna-Theresa跟我解釋說，這個噴霧是對付夜間出現的吸血鬼最好的方式。她們每晚上床前都在床鋪四周噴一噴，據她們所說這樣吸血鬼連躲藏在床底下的機會都沒有！。

除此之外，她們還在床頭櫃上擺一瓶這種噴霧。

誰知道晚上會發生什麼事！

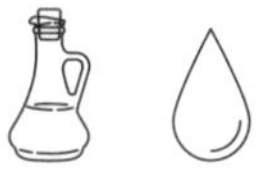

植物油　精油

血腫免驚滾珠瓶

- 真正薰衣草……4滴
- 義大利永久花（Helichrysum italicum）-2滴
- 甜橙（Citrus sinensis）……4滴
- 荷荷芭油……10 ml

上述配方混合均勻後裝入10ml的滾珠瓶內就完成啦！意外小傷總會發生，快到連事情發生的經過都沒注意到。因此我會建議大家放一支滾珠瓶在袋子裡，有突發狀況時可緊急協助，這就是「血腫免驚滾珠瓶」。若受了小傷，就用這個配方輕輕塗抹，通常就完全不會有瘀青喔！在家裡也可以用真正薰衣草純露或是香蜂草純露做成冷敷墊。

別忘了標籤

百里香
Thymian
Thymus vulgaris L.

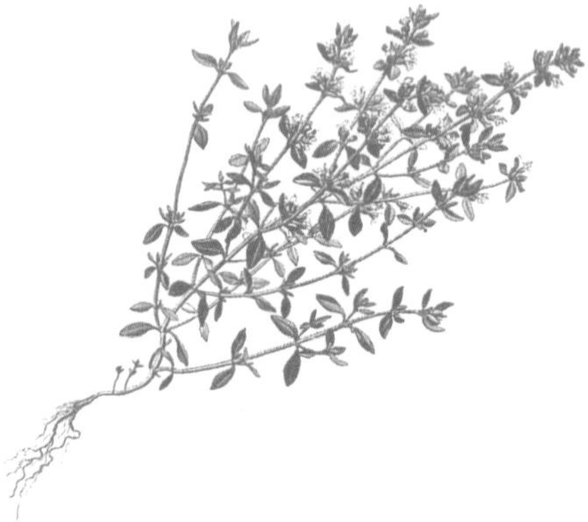

每次一到秋天，身邊到處都有人咳嗽、流鼻水、嗓子啞；因此下一個特別要介紹的藥草就是能對付這些感冒症狀的。

談到百里香就有點複雜。基本上它是種極有益處的藥草，不過在選擇百里香精油的時候我們要小心一點，因為有很多不同的品種，而且不是每種都適合孩子們。百里香也屬於唇形花科（*Lamiaceae*），生來沐浴在南方陽光裡，不過在我們奧地利也有一種原生的百里香品種：野地百里香[2]，運氣好的話能在草地上或田埂邊找到它。

擁有一百五十至一白六十個品種的百里香分布在巴爾幹半島、非洲、直至蘇格蘭，甚至在冰島上也有它的蹤跡，算是我所認識的植物裡具備高適應力的佼佼者。百里香能長到十到四十公分高，從五月開始至夏末，會開出極小的花朵。

如同薰衣草，百里香是我們日常運用裡最重要的藥草之一，不過隨著產地的不同，內含物也會有所改變。使用藥草時還好，但這個差異性在我們運用精油時影響較大。因此我想點出一些關於百里香精油最重要的標記和使用指引。

2 譯註：德文名 Quendel，拉丁學名 Thymus serpyllum，中文名又稱為鋪地香。

沉香醇百里香 Zitronenthymian
Thymus vulgaris ct.linalool

沉香醇百里香是種帶有細緻香氣且沒有刺鼻味的百里香。我花園裡的那株百里香有著小小、帶黃色條紋的葉子。而且正如它的名字所示，只要手掌在葉片上滑過，或是將小葉片捏碎，就能聞到一絲輕柔的檸檬香。就像其他唇形花科植物一樣，這種矮小灌木的莖成四角形。沉香醇百里香的花在夏季綻放，顏色從白色到淡粉紅色。性喜乾燥，不愛潮濕環境，但不管身在何處都是存活高手。

沉香醇百里香精油（另一個學名為*Thymus citriodora*，但這名稱不用於精油）一定要標示為「ct. linalool」，ct是化學型Chemotype的簡稱，而linalool則是這款精油裡主要的成分。由組成成分可知，這款精油特別適合孩童，市面上有時會標示為「兒童百里香」。沉香醇百里香是我最喜愛的精油之一，並非只在兒童芳療裡如此。

我們可以用它來製作一八四頁的止咳浸泡油，或做成油敷布，在感冒、耳鼻喉不適、想要增強抵抗力時使用。只要用對劑量，沉香醇百里香對黏膜相當溫和，也不會刺激孩童幼嫩的皮膚，您可在第六章的對照表裡找到與您孩子年紀相應的適合使用方式。面對傷口或是潰瘍情況，還有其他如沖洗劑一般的應用方式；泌尿道感染時也可使用百里香來坐浴。

百里香純露
Thymian-Hydrolat

就像生產薰衣草時的情況，生產百里香精油的時候也會順道得到百里香純露，這個純露很適合用在皮膚保養，有皮膚問題的青少年會很樂意用來洗臉，因為它有收斂、淨化、殺菌等作用。百里香純露也可替代放入薰香燈的水，這時您不用加入任何精油。

百里香浸泡油
Thymian-Ölmazerat

您可參考二〇八頁的〈浸泡油製作〉，可直接做成止咳浸泡油或是鼻炎軟膏給孩子使用。或者，若您的孩子容易感冒的話，可在晚上直接用此浸泡油塗抹按摩孩子的腳，與薰衣草浸泡油交替使用。當然您也可以在百里香浸泡油裡加入精油來對付感冒。

植物油　精油

增強抵抗力腳底按摩油

甜杏仁油（Prunus dulcis）……50 ml
沉香醇百里香（Thymus vulgaris ct. linalool）……2 滴
紅桔（Citrus reticulata）……4 滴

給三歲以上的孩子在感冒的時候使用。百里香特別適合加在增強抵抗力的配方裡，把這個配方塗在孩子的腳底板。

植物油　精油

呼吸順暢油敷布

甜杏仁油……30 ml
沉香醇百里香……2 滴
白千層（Melaleuca cajeputi）……1 滴
真正薰衣草（Lavandula angustifolia）……1 滴
甜橙（Citrus sinensis）……1 滴

這個配方很適合用在三到六歲的孩子身上，將此配方輕輕塗抹在前胸和後背，然後用一條溫熱的毛巾或紗布蓋住胸口。用羊毛抱枕為毛巾保暖。除此之外，我也喜歡用百里香來為空間除菌（空間噴霧製作方法請看二〇七頁）

藥草

鎮咳百里香茶

1 摘取一小段百里香放在杯裡
2 注入滾水，靜置五分鐘
3 取出百里香後再微微增甜即可

久咳不癒或發燒的時候，飲用溫和的百里香茶特別有用，這茶可用蜂蜜或樺木糖調味。這種富有藥草香且美味的茶飲，對於百日咳和氣喘也有幫助，能平息痙攣性咳嗽，也能鎮定支氣管。

藥草

百里香蜂蜜

1 在小玻璃瓶裡放入一兩小段清洗晾乾的百里香
2 倒入蜂蜜直到葉片完全被覆蓋
3 靜置兩到三週，小心取出百里香段

這個百里香蜂蜜就可以拿來用啦。我們也可以用一咖啡匙百里香蜂蜜溶入花草茶飲中來對治咳嗽，這配方只適用一歲以上的幼兒。此產品可保存至蜂蜜原本的使用期限[3]。

3 審訂註：一歲以下嬰兒因腸胃系統尚未發展完備，可能會受蜂蜜中肉毒桿菌影響有中毒疑慮。雖然製品皆為外用，仍可能因沾染皮膚而不小心舔入，建議避免使用。

Die kleine Schnupfenprinzessin

鼻炎小公主

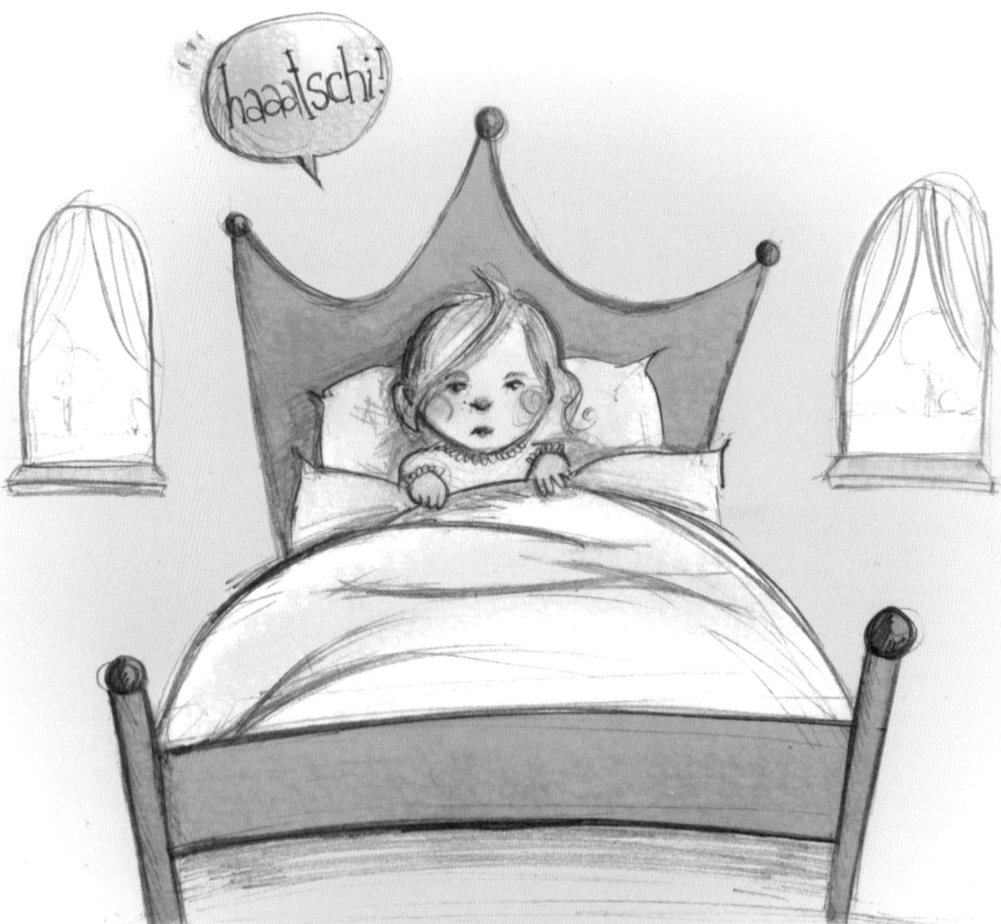

「哈～～～啾～」，小公主的睡房裡傳出這個聲音。然後又一次，「哈～～～啾～」。

國王被這聲響嚇得皇冠從頭上掉了下來。他低聲嘟囔著：「一定是我們那孩子又感冒了！」

王后說話了：「一定是她又在大冬天裡不穿居家鞋、還在城堡裡跑來跑去才會這樣。這瓷磚地板真的太冰了，只穿著襪子是不行的。這個孩子真是的！我們該拿她怎麼辦呢？更重要的是我們要怎麼處理她的鼻炎呢？」

這時，在隔壁房的好心農婦米琪從門縫間探頭進來，說：「這是不是我們小公主打噴嚏打得超慘的聲音啊？難道她又感冒啦？」

「是啊，是啊，真慘！」國王和王后同時應聲，像兩人用同一張嘴巴一樣。「我們現在該怎麼辦才好呀？」

農婦米琪笑著說：「啊，別擔心，我們馬上就有辦法了。不過您們都很明白，一場感冒要好需要一定的時間，它不會馬上就消失的！」

「媽媽～」孩子房傳來一陣微弱又讓人心疼的重感冒聲音，「我的鼻子吸不到氣了啦，手帕也用光了。」

王后厭煩地翻了個白眼，嘆了口氣。

米琪拿起她隨身的大籃子，拉著王后往城堡的廚房走去，一邊說：「我們首先來做一瓶孩子房的芳香噴霧，用這個把感冒病菌殺光光。然後呢，我們來為鼻炎小公主準備一杯好茶，這一定有用。而且我身上還有一條很棒的軟膏，這樣公主的小鼻子就不會漲得紅紅的啦。一週後，王后您就會再次看到健康活潑的小公主啦。」

米琪說完也差不多做完了。她拿了噴瓶，在裡頭裝了一點點宮廷的上等烈酒，再滴了幾滴精油，然後用水灌滿瓶子。她把瓶子交給王后說：「趕快進去小孩房，用這瓶在房裡噴個兩三下，鼻炎小公主會喜歡它的，到時候您就知道。」王后二話不說馬上行動。

沒一會兒，王后已經在孩子房裡噴噴霧了。「啊～這聞起來好棒！」小公主邊吸著鼻子邊說：

「我已經可以聞到一點點東西了。」

在此同時，米琪也拿了些藥草放杯中、注入熱水、靜置、過濾。現在她正用一咖啡匙的蜂蜜在杯裡攪拌著。王后嗅了嗅，問說：「這茶裡是什麼呀？」「這是我的感冒茶飲配方，您每天給公主喝個兩到三杯這種茶，對鼻塞也很有幫助喔。感冒的人應該要喝充足的水分。」

米琪在她的籃子裡翻翻找找，說：「您也拿這感冒軟膏去用吧，讓小公主在自己的鼻子上塗一點，這樣鼻子就不會紅紅的啦。」

國王這時候也走了進來，聞了聞。「也給我來杯這種茶吧，我覺得我的鼻子已經開始癢了……哈～～～啾～！」他笑著，又打個噴嚏，又笑了笑。最後，為了讓大家在城堡活動時不用一直流著鼻涕，他們都喝了米琪的藥草茶，而且王后每天都在孩子房和（偷偷地）在自己的睡房猛噴噴霧。

幾天後，鼻炎小公主又變回調皮搗蛋的樣子啦，一絲生病的樣子也沒有。她心懷感激地想著：「這一切都多虧米琪那天探頭進門的正是時候！」

藥草

百里香接骨木花感冒茶飲

給半歲到四歲幼兒的配方

1 混合同等份量的乾燥百里香和接骨木花
2 取一公克至杯中，注入熱水，靜置五分鐘
3 濾掉藥草後依個人口味增甜

羅馬洋甘菊
Römische Kamille
Chamaemelum nobile

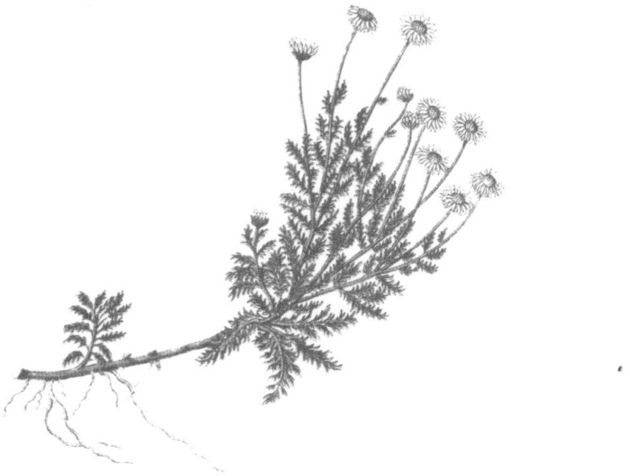

誰若不記得那令人鎮靜的洋甘菊茶的味道，就去泡一杯、聞聞它的芬芳香氣吧。小時候，我和姊妹們若遇到消化問題，洋甘菊茶就是我們的良伴；當我們牙齦發炎也會拿它來漱口，發燒、還有其他一堆小毛病時，也會喝洋甘菊茶。

羅馬洋甘菊屬於菊科植物（*Asteraceae*），能長到十五至三十公分高，花梗分枝繁多。洋甘菊的花頭有單瓣或重瓣品種；舌狀花是白色，中心的管狀花冠是黃色。羅馬洋甘菊能在地上長成軟軟厚厚的坐墊。花期是七月至十月。

我建議您到信賴的藥局去買洋甘菊花。如果我們觀察歐洲附近的文明，就會發現人們早在很久前就已經開始使用羅馬洋甘菊了，古埃及人甚至特別重視它，把它獻給太陽神「拉」。羅馬洋甘菊藥草的主要應用方式是摘取花頭的部位來沖泡花茶。人們也萃取羅馬洋甘菊精油，它非常適合用在正在長牙的孩子身上。

藥草　其他

助眠熱敷香草抱枕

乾燥的羅馬洋甘菊（花頭的部分）……5公克
乾燥的薰衣草花朵……5公克
羊毛絨（可用其他東西替代）
做枕頭用的棉布……約20到30 cm
做枕頭套用的彩色棉布……約20到30 cm

將花朵塞進羊毛絨裡，用布縫出一個枕頭內裡套，然後將裝滿花朵的羊毛絨塞入套子裡，縫起來。用彩色棉布縫製一個外枕頭套，再把剛剛那個枕頭放進去，完成。大孩子或許會想要自己縫這個枕頭，試試自己針線手藝如何。

當我的兒子牙痛、流鼻水、喉嚨痛或是有其他的小毛病，或者有時候可能只是我對他們「太嚴厲」時，香草抱枕一直是他們的安慰劑。聞起來芬芳怡人的抱枕可不只有在小孩子睡覺時才用得著喔。您也可以輕易地自製一個這麼精美的小枕頭。

順便一提，這個香草枕頭也可當作熱敷用具。只須將枕頭放在暖氣板上溫熱一陣子，就能當成胸口熱敷墊，在感冒或支氣管炎時派上用場喔！要做熱敷抱枕，除了羊毛絨抱枕，當然也可以把櫻桃子、小米或丁可小麥塞滿小枕頭，然後加溫使用。

枕頭是我自己跟媽媽一起縫的。我發現，把這枕頭放在睡枕旁邊的效果最好，因為我睡得超好，都不會做惡夢！

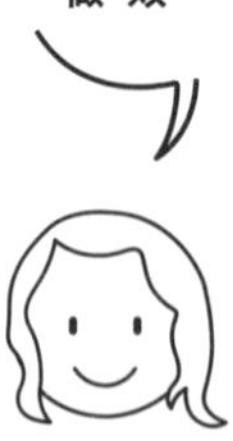

Johanna（六歲）的分享

精油　植物油

舒緩長牙用油

甜杏仁油……10 ml
羅馬洋甘菊……1到2滴

混合均勻之後輕柔塗抹在孩子的臉頰上至吸收。

注意！使用含有羅馬洋甘菊精油的配方後，請務必注意孩子的皮膚有否過敏反應。若有過敏，那麼孩子可能對於菊科植物或是花粉過敏。這時候請拿純橄欖油或甜杏仁油溫和地「擦洗」過敏部位，而且以後要避免使用洋甘菊精油。

精油

安撫緊張配方

蒔蘿（Anethum graveolens）……1滴
羅馬洋甘菊（Chamaemelum nobile）……2滴

若您的孩子有過動或神經緊張的現象，那您可以調和洋甘菊和蒔蘿精油擴香，會有幫助的。這個配方不只用在薰香燈，也適合加入20ml的甜杏仁油，搭配腹部按摩，可處理脹氣。

不過這個配方要半歲以上的孩子才適用。

檸檬 Zitrone *Citrus limon*

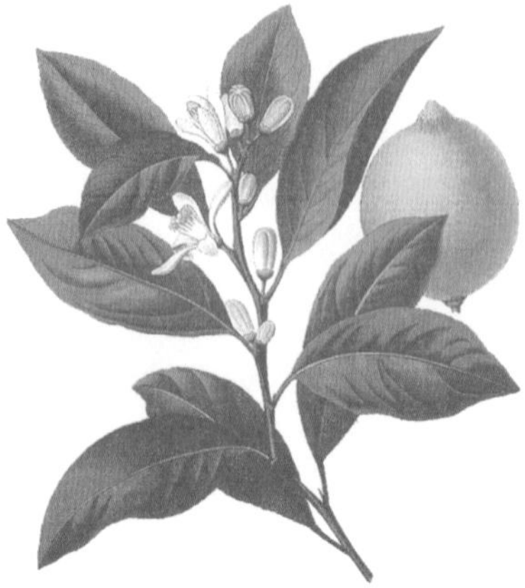

一般家裡肯定不缺檸檬，不過它可不是只能拿來做檸檬汁或是當食材喔！

嚴格說來，檸檬是一種大型柑果，檸檬樹屬於芸香科（*Rutaceae*），是長青植物，在我們中歐地區只能放在溫室裡過冬，枝條幾乎都帶刺，白色的花朵與黃澄澄的果實結在綠色樹冠間，特別醒目。

由以下方法可證明新鮮檸檬具有療效成分：

喉嚨痛及吞嚥不適的脖子敷布

將有機檸檬切成薄片，鋪在餐巾或是節紗棉布上面，在檸檬片上頭鋪上一層紙巾，為的是不讓檸檬直接貼在皮膚上。將這條敷布放到脖子上，紙巾這面朝皮膚，覆蓋兩耳之間的脖子前側。

再用羊毛圍巾或披肩將敷布固定好，這樣能保暖兼固定位置。過大約四十五分鐘後再解下敷布。

注意！使用敷布前，請測試一下您孩子的皮膚對檸檬汁是否會產生刺激反應，請只用有機檸檬。

精油

房間殺菌擴香配方

- **檸檬**（Citrus limon）……4滴
- **沉香醇百里香**……2滴
- **花梨木**（Aniba rosaeodora）……3滴

檸檬精油[4]能展現另一種功效，能用來快速改善病房的空氣，您可用檸檬來製作噴霧劑、或是孩子房和您自己臥室的薰香燈配方。從這配方裡取一至兩滴到薰香燈上，已足夠殺掉小孩房間空氣裡大部分的細菌了。您也可以直接用這配方來製作噴霧劑。

檸檬的氣味清新有生氣，能提振精神、喚醒我們的活力，有助學習，而且在頭痛時也能派上用場。順便一提：把一滴無論是原汁或精油的檸檬放在手心搓揉後嗅聞，特別有助於緩解緊繃型頭痛。這時，您可以把一隻手放在孩子的額頭，另一隻輕輕地放在後頸，然後順著頭輕撫，讓前面的手從額頭向後頸滑動，這樣做了幾分鐘之後，頭痛通常就會大大減輕了！

有機檸檬汁加水調成的檸檬水真好喝！我喜歡在裡頭加一小匙樺木糖，媽媽說吃樺木糖不會蛀牙，而且味道也很棒。

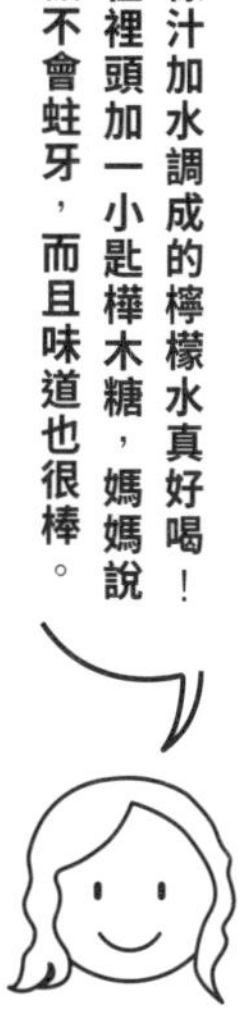

Hanna-Theresa（五歲）的分享

4 審訂註：檸檬皮上的精油有光敏性成分，避免沾上後曝曬日光，使用時需留意。

白千層 Cajeput *Melaleuca cajeputi*

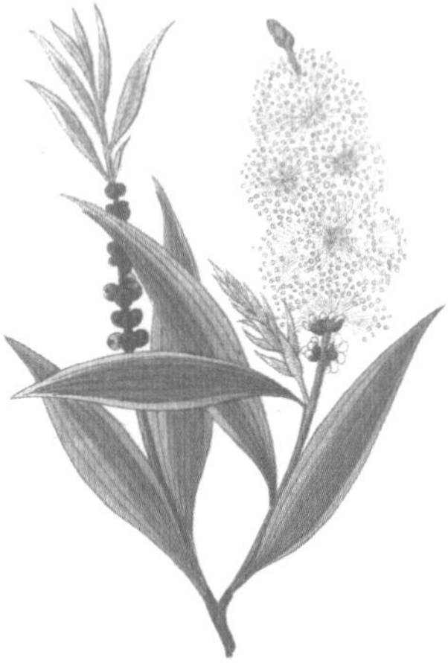

白千層雖不長在我們中歐的土地上，不過我還是刻意在本書的精油介紹裡收錄白千層。白千層是種喬木，主要長在澳洲、印度及印尼，屬於桃金孃科植物（*Myrtaceae*）。精油由蒸氣蒸餾法萃取葉片和嫩枝而得，香氣新鮮而有清涼感，有一點像尤加利的氣味，功效是消解黏液和減緩疼痛，這讓白千層精油成為感冒時的良伴。不過，白千層完全不適合小嬰兒，我通常喜歡用在一歲半以上的小孩身上，先以低劑量薰香使用。大約三、四歲以後，在一八四頁舒展胸口按摩油的配方裡也可以加入白千層。

我很喜歡，每次我咳嗽或感冒，奶奶都會用它。

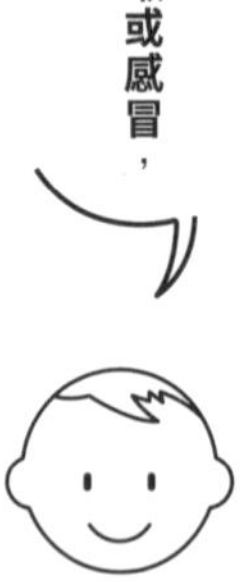

Alexander（三歲）的小分享

額竇炎或鼻竇炎配方

精油

白千層（Melaleuca cajeputi）……4滴
葡萄柚（Citrus paradisi）……5滴
花梨木（Aniba rosaeodora）……3滴

取兩至三滴配方油至薰香燈上，對於額竇炎或鼻竇炎很有效。

耳痛消失按摩棉球

植物油 精油

聖約翰草浸泡油……5ml
白千層……2滴
棉花球……1對

這是個能讓耳痛快速消失的配方，用棉花球浸泡在配方油後稍微擠乾，小心地把棉球放在孩子耳殼前面位置，避免往內，不可塞住耳道。過一個小時疼痛感應該就會減輕了。您也可以用這配方輕輕揉按耳朵後方區域，光這樣就能減輕疼痛。

頭腦清醒耳垂油

植物油 精油

甜杏仁油……5ml
白千層……1滴
真正薰衣草……1滴

遇到學習上的困難時，很重要的一點就是要保持頭腦清醒，白千層也能在此時發揮不錯的作用。將此配方裝在小瓶子裡，需要時，讓孩子用它按摩耳垂。其實這個方法不只對孩子有用喔！

花梨木[5]
Rosenholz
Aniba rosaeodora

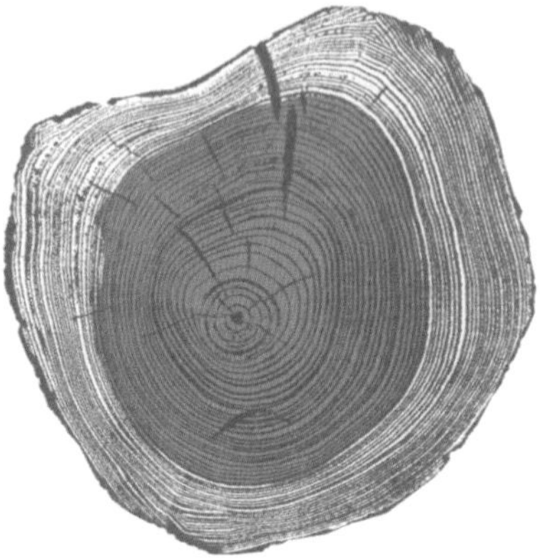

在眾多精油裡，要說誰最為柔和且最多才多藝，那麼花梨木一定是其中之一。香氣近似高品質的嬰兒爽身粉；而且，若您的小嬰兒或是小小孩為感冒所苦，就更能看出花梨木是多麼神奇的精油。對於耳鼻喉的不適，花梨木精油可說具有傳奇性的功效。它的氣味聞起來輕柔到很多人不敢相信它竟有如此的良效。

花梨木屬樟科植物（*Lauraceae*），原生於巴西雨林之中。除了耳鼻喉不適，花梨木精油還有平衡協調的功效，適合用於痤瘡和皮膚炎，日常皮膚保養自然不在話下，也可用於敏感性肌膚。您可在書中第三章找到尿布疹的照護香膏配方。

您可以用薰香的方式來運用花梨木，與紅桔搭配是實證過的良方，或把它做成胸口按摩油。請依照孩子年紀取配方一至三滴至薰香燈上，這對感冒和喉嚨痛都有幫助。

精油

喉嚨痛擴香配方

- **花梨木**（Aniba rosaeodora）…… 2滴
- **紅桔**（Citrus reticulata）…… 3滴
- **史泰格尤加利**（Eucalyptus staigeriana）1滴

5 審訂註：花梨木又稱玫瑰木，已列為保育植物，建議使用枝葉萃取之精油或芳樟替代。

史泰格尤加利
Eucalyptus staigeriana
Eucalyptus staigeriana

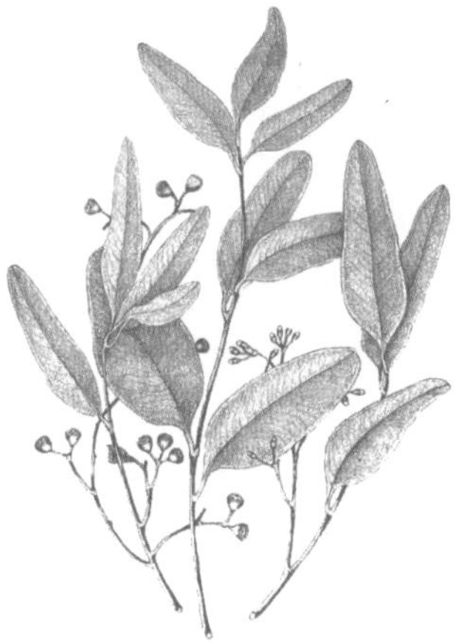

在容易感冒的時節，總是很難找到一種既可用在兒童、又可以用在全家人身上的精油，而且大家還都喜歡它的味道。講白一點，藍膠尤加利（Eucalyptus globulus）通常過於強烈，而且對小孩來說不是那麼好聞！

史泰格尤加利會是更好的選擇。這種尤加利所含的主要作用成分和藍膠尤加利所含的是不同的，後者對於嬰兒和小小孩來說絕對是禁忌用油。[6]

相較之下，史泰格尤加利聞起來溫和宜人，它的香氣帶一點檸檬味和淡淡的粉味，特別適合小孩子。它不只可用來為房間空氣除菌，也可製作成止咳浸泡油。請依照年齡調配合適的劑量。

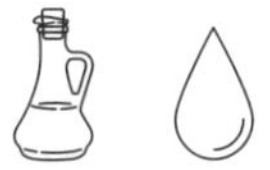

植物油　精油

身心症按摩油

甜杏仁油……30 ml
史泰格尤加利……1 滴
花梨木……2 滴
甜橙（Citrus sinensis）……2 滴

面對多種身心症，史泰格尤加利也能派上用場，這時我們可以輕柔地按摩太陽神經叢[7]附近；還有，史泰格尤加利是我會推薦用在孩子身上的品種。

注意！請務必注意精油瓶身上的精確標示！使用不同品種的尤加利，結果差異相當大。

6 作者註：稍微解釋一下，藍膠尤加利可能會引發嬰孩和幼兒嚴重的呼吸道急症，這可歸因於它的精油化學成分。所以請勿使用！

7 審訂註：太陽神經叢，指上腹部，肚臍上方與胸骨下方之間。

綠花白千層
Niaouli
Melaleuca viridiflora

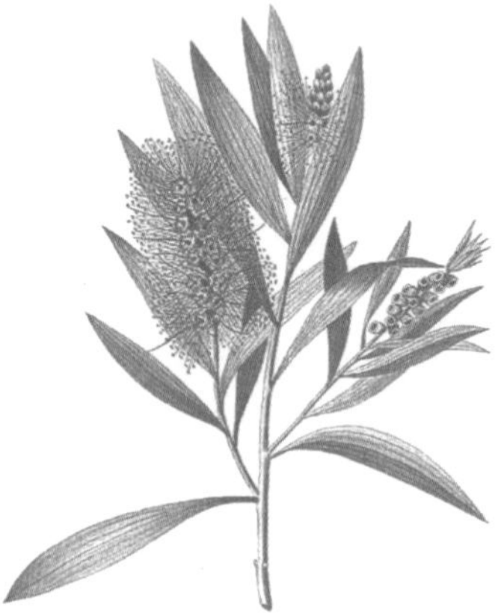

綠花白千層和白千層、尤加利一樣屬於桃金孃科，綠花白千層樹主要生長在馬達加斯加島。我真的很喜歡使用這款精油，在所有呼吸道疾病都能發揮相當好的效果，而且也能用在額竇炎和鼻竇炎。

當人意志消沉、垂頭喪氣時，綠花白千層也能在心理層面拉他一把，因此它很適合放入抗學業壓力的配方。適合用來薰香，也可製作成止咳浸泡油使用。

檸檬尤加利
Eucalyptus citriodora
Corymbia citriodora

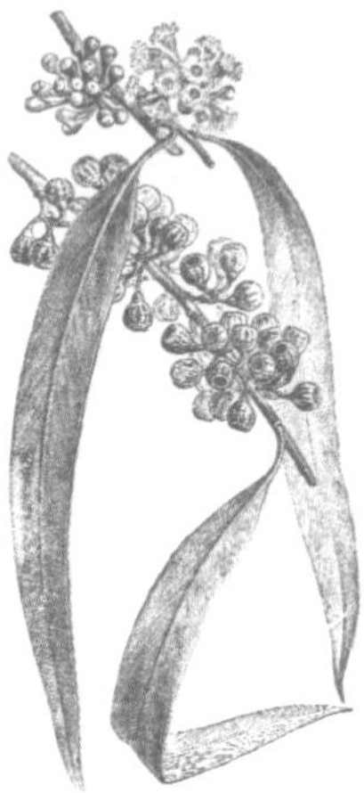

我知道您會說，看，現在不是又一款尤加利了嗎？不，其實它不是。儘管檸檬尤加利同樣是桃金孃科植物，但是它沒有尤加利的特質。「檸檬尤加利」有著非常強烈的氣味，讓人想起防蚊液，而這也的確是它在工業裡的主要用途。我們同樣使用這款精油來驅蚊蟲。

松紅梅
Manuka
Leptospermum scoparium

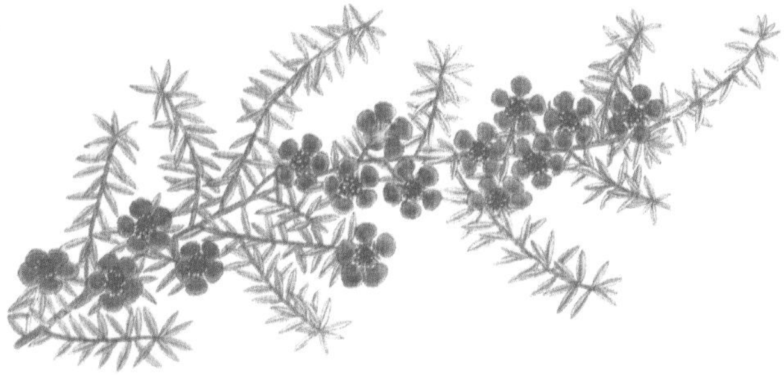

松紅梅也同樣是桃金孃科植物，我會把它納入這本書，主要的原因是它擁有強大的療癒力又溫和，適合所有年齡層的人使用。

松紅梅樹或灌木廣泛分布在紐西蘭的北島，是它主要的產地。松紅梅分枝繁茂，綠樹長青，將植物的生命力發揮到極限。植株的高矮可從五公分到十五公尺。常常一連好幾個月，松紅梅樹上會滿滿襯著無數朵粉紅色或深紅色的鮮花。

松紅梅精油所傳遞的氣味不是那種會讓您感到驚豔的甜美，它也沒必要非甜美不可。重要的是功效：它能抗病毒、抗感染、抗細菌、還有上面提過的，它非常親膚。在一些特殊情況，我們甚至可以用一滴松紅梅純劑塗抹在皮膚上，緊急救援。

它在小割傷、感冒季節、牛皮癬、或是想增強免疫力等等情況都派得上用場，在下面這個配方裡，功效就像一個低劑量的「抗生素」。

植物油　精油

全方位強健防護油

夏威夷堅果油／澳洲胡桃油（Macadamia integrifolia）……50 ml
大麻籽油（Cannabis sativa）……50 ml
松紅梅……7 滴
白千層……4 滴
檸檬……3 滴

每天洗完澡後用此配方油塗抹身體。特別是在容易感冒的季節，能讓您和您孩子有一層超棒的防護罩，把病毒細菌擋在外面。最後提一下，在專賣店裡也能買到一種對身體極有益處的麥蘆卡蜂蜜（manuka honey），也以「Medihoney™」的品牌名稱證實了它的療癒作用。

馬鞭草酮迷迭香
Rosemasy ct. verbenone
Rosmarinus officinalis

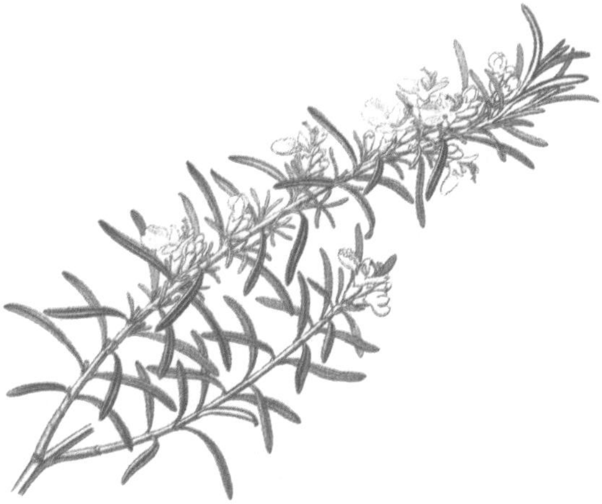

迷迭香屬唇形花科（*Lamiaceae*），能溫暖皮膚與身體。大家都喜歡用迷迭香入菜，甚至連孩子們都喜歡這種香料調味過的菜餚。例如我媳婦就喜歡在烤雞肉時加入迷迭香，我孫子們也愛這種味道。不過迷迭香的能耐比這高太多了：在感冒、咳嗽、或是得流感時，都能藉著它能解除痙攣的特性，幫助我們呼吸得更順暢、大大地舒緩病痛。

但是，如果我們要使用迷迭香精油，一定要注意瓶子裡的迷迭香是哪一種。最適合兒童使用的是馬鞭草酮迷迭香，它帶著相當柔和的氣味，也被稱為「兒童迷迭香」，主要生長在法國。我們可以在孩子三歲後開始使用。

精油

讀書小幫手擴香配方

馬鞭草酮迷迭香……3滴
葡萄柚……4滴
暹羅安息香（Styrax tonkinensis）……1滴

馬鞭草酮迷迭香也是讀書時的好幫手，這時候最佳的使用方式是薰香燈，也能搭配葡萄柚，這個配方也適合過動的兒童。

植物油　精油

強化免疫系統按摩油

金盞花浸泡油（Calendula officinalis）……30ml
馬鞭草酮迷迭香……1滴
紅桔……2滴
葡萄柚……1滴
真正薰衣草……1滴

您可以用此配方強化或支援孩子的免疫系統，沐浴後塗抹身體，或是晚上塗抹雙腳。

高地牛膝草
Ysop, kriechender
Hyssopus officinalis var. *decumbens*

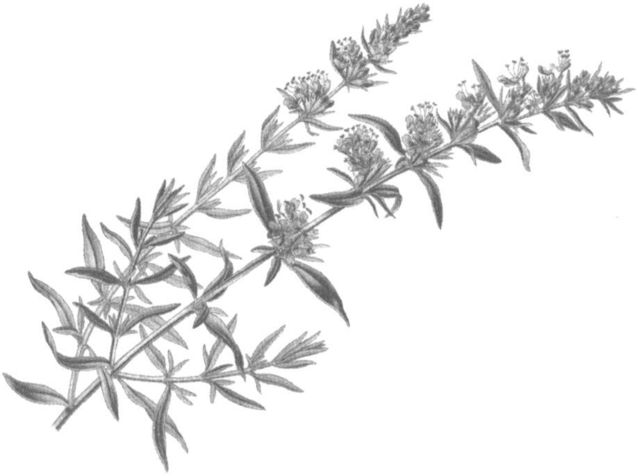

我覺得牛膝草最近幾年快被人們遺忘掉了，儘管如此，「高地牛膝草」真的是個對抗感冒和增強免疫力的寶物。

高地牛膝草長得很漂亮，帶著嬌嫩柔軟的卷鬚和藍白混搭成眾多漸層變化的小花。它是唇形科（*Lamiaceae*）家族的一員，屬於小型亞灌木植物，經年生長後它的莖會漸漸木質化，葉片小而嫩，披針形，就像一隻對付咳嗽、流感、支氣管炎的「長矛槍頭」。牛膝草茶味道很不錯，這種藥草當然也可以和其他止咳藥草混搭使用。請參見本書一八五頁止咳茶飲配方。將藥草放入杯內，一杯最多一茶匙藥草，注入滾水，靜置五分鐘。

高地牛膝草精油對於孩童也相當有療效，運用薰香的方法能達到提振活力的效果，特別是當孩子面對功課或是讀書的專注力不足時。這個功效在於1,8桉油醇含量，這是一種氧化物，特別作用於我們的左腦，正是負責我們理性思考和工作的部位。此外，高地牛膝草還能幫助我們增進自我表達的能力：這對於羞澀的孩子或是那些可能罹患注意力不足過動症的兒童來說，是種莫大的支持。

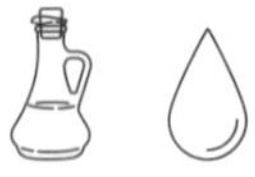

植物油　精油

給三歲以上兒童的止咳油

甜杏仁油……20ml
高地牛膝草……2滴
真正薰衣草……1滴
香桃木（Myrtus communis）……2滴

在咳嗽或支氣管炎情況下，用胸口按摩油的方式來使用高地牛膝草也能展現它消解痙攣的效果。

注意！請萬萬不要使用牛膝草精油（Hyssopus officinalis）！這款精油絕對不適合兒童使用，因為它的松樟酮（具神經毒性！）和樟腦含量對於小孩來說太高。

Section 2

feel warm

日光溫暖香氣

「植物香氣就好像為我們嗅覺而演奏的音樂」
古波斯諺語

您正在尋找能帶給孩子安全感、有如躲進棉被般讓人放鬆與平靜的香氣嗎？那麼紅桔和香草就有這個能耐。這類的香氣不只是聖誕節期間才受歡迎喔，其實我們一整年都可以善用它，不過我們總是要記得，就算我們超級喜歡一種香氣，也最好不要天天用！現在讓我們來認識一下這些讓人感到無比呵護的香氣吧！

紅桔[1]
Mandarine
Citrus reticulata

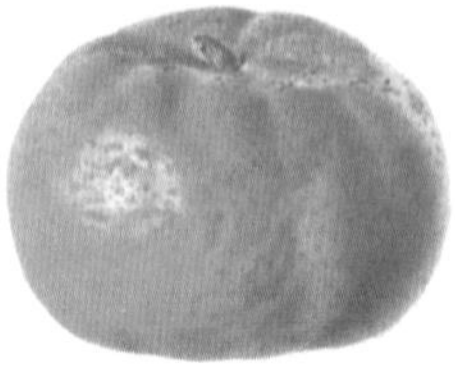

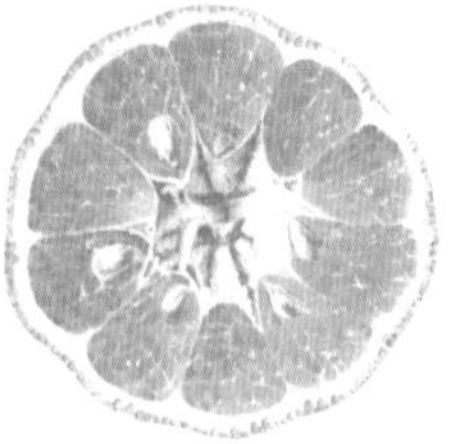

紅桔皮的香氣總是讓我們多少想起聖誕節的時候，沒有哪個將臨期是沒有紅桔的！精油是由紅桔皮壓榨而成，帶有誘惑人的甜香！在心理層面有安撫平靜的效果，對那些常焦慮或緊張的孩子特別有效。舉例來說，如果搭配香草和肉桂，紅桔就成了適合孩子房的超棒香氣，不但能給他們安全感，也引人做甜美好夢。

紅桔精油除了有怡人的香氛效果，也是皮膚照護的不錯選擇，特別在青少年油性皮膚或痤瘡變得惱人的時候。另外也能利用紅桔精油來增進免疫系統的運作，可參考四十七頁的「增強抵抗力腳底按摩油」配方，這個按摩油也能拿來以順時針方向輕揉按摩肚臍周圍。這能在心情躁動不安，如看完醫生、或是在旅行途中，用來平撫情緒、有效放鬆。當然您也可以把這配方作為孩子的身體照護用油，只要注意孩子須半歲以後才能使用。

1審訂註：紅桔，又稱紅橘

精油

孩子房香氣配方

紅桔（Citrus reticulata）……………… 5滴
肉桂（Cinnamomum zeylanicum）……… 1滴
香草（Vanilla planifolia）……………… 1滴

每次從這個配方裡取一到兩滴，放入薰香燈的水盤中，燈燭最遲三十分鐘內就要熄滅！

聖誕節前，我特別喜歡這個香氣！因為會夢到耶穌聖嬰還有聖誕老人

Helena（五歲）的小分享

香草
Vanille
Vanilla planifolia

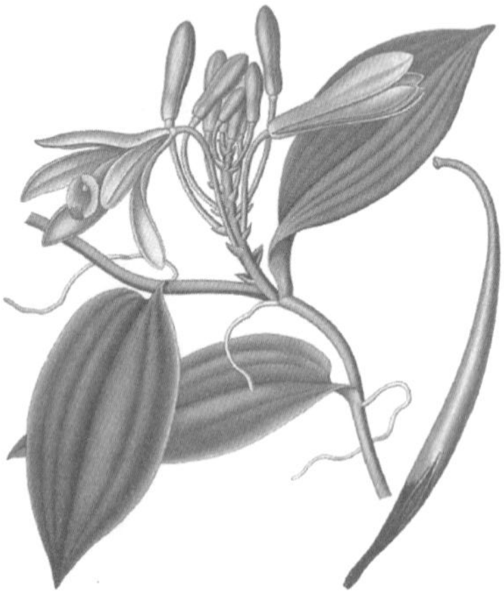

若少了香草氣息，小孩房好像什麼都不對勁了。香草就像紅桔一樣，能給人安全感，並營造一種無憂無慮的氛圍。不過使用香草精油的時候我們一定要很注意，只能在薰香燈裡加一點點，才不會造成頭痛。

香草是一種具攀爬性的蘭科植物，原產於中美洲的熱帶雨林。很久以前，當地原住民用來當作藥材，十六世紀時西班牙人把第一批香草豆莢帶回歐洲，時至今日，香草主要種植在馬達加斯加、留尼旺島，在加勒比海地區也有種植。

注意！香草不可塗抹在幼兒身上，但薰香則是種很棒的香氣體驗。

精油

暖心呵護配方

香草……1滴
肉桂葉（Cinnamomum zeylanicum）……1滴
甜橙（Citrus sinensis）……5滴

從中取兩滴至薰香燈，一陣呵護人心的溫暖感便會瀰漫在空間裡。

精油

溫柔撒嬌配方

香草……1滴
紅桔……2滴
花梨木……1滴

這個配方也能創造一種溫暖撒嬌的氛圍，用兩滴配方油薰香即可。

甜橙
Orange süß
Citrus sinensis

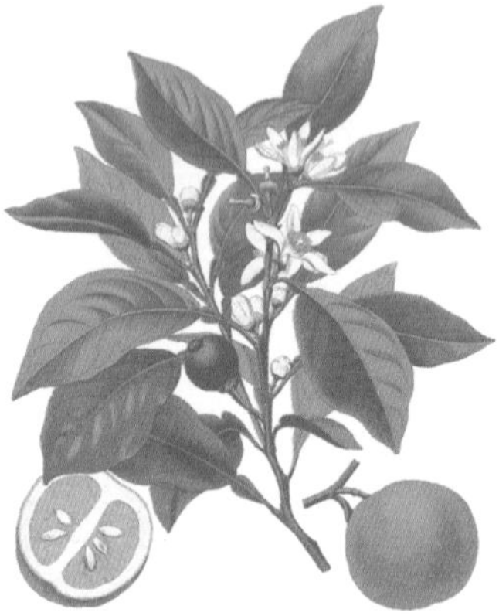

啊！甜橙精油真是甜美啊！它無疑是所有精油裡最受歡迎的前幾名，大人小孩都一樣。它傳遞一種安適宜人的氣氛，能同時平衡與提振心情。

甜橙精油的香氣儲存了陽光裡光明溫暖的能量，特別適合在冬日時節使用，為小孩房的薰香配方補充美好能量。

精油

睡甜甜配方

香草……2滴
甜橙（Citrus sinensis）……5滴

幫助孩子更容易入睡，我們可以調和五滴甜橙和兩滴香草作為薰香配方，再從中取兩滴放置薰香燈水盤中。您會看到您的孩子有多麼愛這香氣！

肉桂
Zimt
Cinnamomum zeylanicum

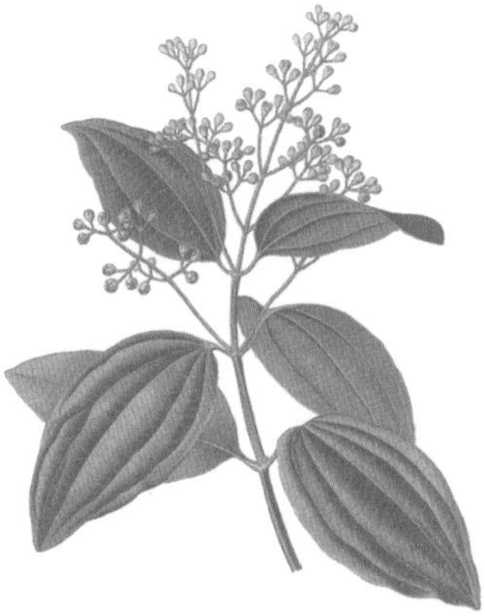

肉桂屬於樟科植物，常綠喬木，有著灰綠色薄薄的樹皮，開白色小花，結黑色小核果。十六世紀初，錫蘭肉桂首次由葡萄牙人帶回歐洲，後來由荷蘭人在錫蘭當地栽種。

通常肉桂樹會進行大幅度的修剪，剪得像柳樹（Kopfweide）一樣，為了刺激它抽發更多的樹芽。當這些嫩枝的皮開始轉為棕色時，就會把這些枝條剪下來，木栓質的樹皮會與細細的樹枝分離，之後再用黃銅竿子將內層的皮刮出來、裁切成同等長度、捲起、並放置在外頭晾乾。這一段段的樹皮在晾乾後還會進行清潔，之後就會是我們平常看到的捲曲肉桂樹皮的樣子了。

不論這個肉桂精油是蒸餾萃取自葉片或樹皮，它都可以用於薰香燈。我會建議盡可能選用肉桂皮，因為用於薰香它的效果比較溫和，這時候可以搭配一點甜橙或是葡萄柚精油。

注意！肉桂皮或葉片精油只能少量使用，切勿直接塗擦於皮膚[2]，僅限於極少量薰香。絕對不要在嬰兒房裡使用肉桂，只有大約三歲以上的孩子才可使用。

2 審訂註：肉桂（與丁香）有強烈皮膚刺激性，即便是成人，也不要未經稀釋直接使用於皮膚上。

精油

除菌安心配方

- **肉桂皮** …………………… **1 滴**
- **丁香**（Syzygium aromaticum）…………… **1 滴**
- **甜橙**（Citrus sinensis）……………… **5 滴**

請在一個小瓶子裡調合再從配方裡取兩滴放入水氧機裡或是薰香燈上。這個配方能夠為空間除菌，並帶給人安心感。

丁香
Gewürznelke
Syzygium aromaticum

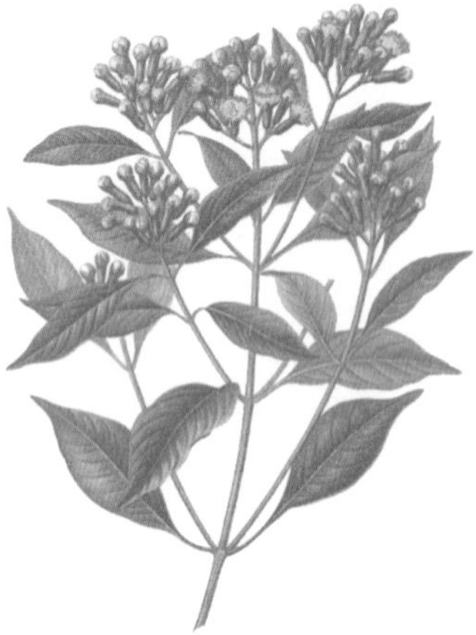

適用於肉桂的警語也同樣適用於丁香，這兩種香氣都屬於典型的「聖誕氣息」。丁香樹早在很久很久以前就為人所知，有資料顯示在距今兩千五百年前的中國就已經有丁香交易，當時的人們用來烹調、增添房間的香氣、也用來薰香以驅逐邪魔。丁香同時也是對付煩人的蚊蟲和遮掩口臭的好東西。

西方中世紀早期，丁香的價格可媲美黃金，也因此引發了香料戰爭。當時的醫生會在嘴裡塞一些丁香，以防瘟疫傳染。賀德佳修女建議在頭痛及水腫的時候使用丁香。十三世紀以後，丁香已經是眾人皆知的修道院常備藥品之一了。

丁香樹屬桃金孃科植物，這種常綠喬木可長至二十公尺高，是種相當敏感纖細的植物。丁香花苞得手工採收，摘採時淡紅色的花苞還緊閉著。每一棵樹估計可採收四十公斤的花苞，但乾燥後花苞會減少四分之三的重量。

每個人都認得這些像小釘子一樣的乾燥花苞。中世紀的人把這種香料稱作「negellin」。順道一提，有種簡單的方法能檢測我們買到的丁香是否新鮮：丁香裡所蘊含的精油比水還重，因此當我們把丁香丟到水裡時，它應該要沉下去。如果不是這樣，它就沒有那麼新鮮啦。

您可以用少量丁香來薰香，但不能天天用！

注意！切勿塗抹在身體上，它對皮膚有強烈刺激性！

橙花
Neroli／Orangenblüten
Citrus aurantium var. *amara*（flos）

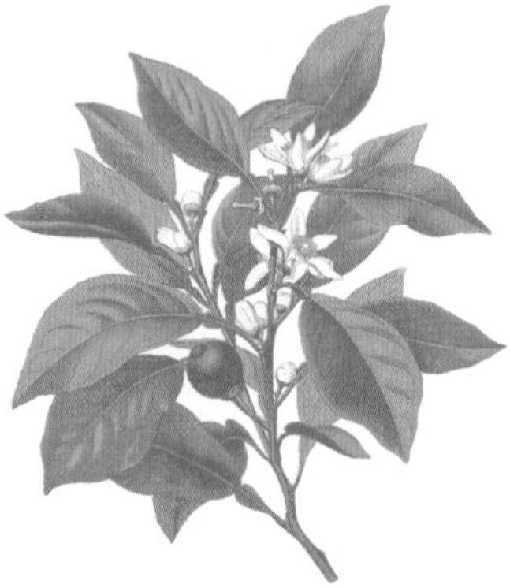

芳療界喜歡把這萃取自苦橙花的精油稱作「急救油」。需要一公噸苦橙樹上這種星形小白花，才能萃出一公斤的橙花精油。因此這散發迷人香氣的產品價格相當昂貴。

不過市面上也有橙花純露，價錢就便宜多了。橙花精油和純露同樣都有鎮定與提振心情的效果，能讓人放鬆，引人一夜好眠，特別是孩子。在驚嚇或是悲傷時，橙花也能派上用場：比方說，我們可以用5ml荷荷芭油稀釋一滴橙花，然後溫柔地塗抹在上腹的太陽神經叢附近。

受驚嚇急救配方

精油

- 橙花……1滴
- 穗甘松（Nardostachys jatamansi）……1滴
- 真正薰衣草……1滴
- 羅馬洋甘菊……1滴

混合以上配方後，取兩滴至薰香燈上。

和平相處純露噴霧

精油　純露　其他

- 伏特加……10 ml
- 羅馬洋甘菊……3滴
- 真正薰衣草……1滴
- 玫瑰（Rosa centifolia 或 Rosa damascena）……2滴
- 橙花純露（Neroli-Hydrolat）……加至100 ml

當您有兩三個孩子，或是有孩子的同學要來家裡，而他們在孩子房間裡可能會產生衝突時，這個噴霧就派上用場了。在房間噴個兩三下之後，不僅能為空間裡灑下橙花柔和的香氣，他們回復到和平共處模式的速度會令您很驚訝！

媽媽不需要那個噴霧，我才需要！Alex 來騷擾我的時候，我只要在我四周猛力噴一噴，他很快就會停止鬧我了。

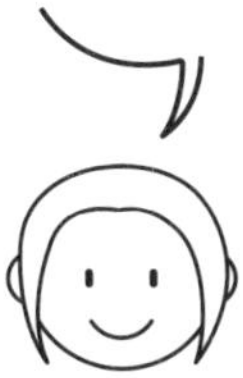

Helena（五歲）的小分享

佛手柑
Bergamotte
Citrus bergamia

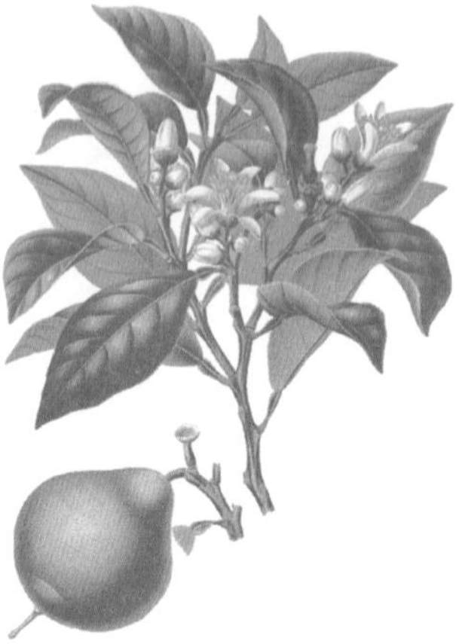

佛手柑是一種柑橘植物，是苦橙和檸檬的雜交品種。佛手柑樹上會同時看到花朵和梨子狀的柑橘果實。就像所有柑橘類，佛手柑也屬於芸香科（*Rutaceae*）。

佛手柑精油萃取自果皮。人們喜歡用它來對付皮膚炎，比如說患水痘時以搖搖擦洗劑的方式來使用，也可製成香膏使用。另一種應用方向是膀胱炎、或是喉嚨發炎時加入漱口水裡。以小腿敷布的方式使用佛手柑，便能溫和退燒。

精油

勻和學齡壓力配方

- 佛手柑……5滴
- 真正薰衣草……3滴
- 橙花……2滴
- 瑞士石松（Pinus cembra）……1滴

將以上混合後，取兩滴至薰香燈。這款精油對於身處壓力的學齡孩子很有助益，在情緒起伏不定時能發揮協調勻和的效果。

精油　其他

嘴巴、喉嚨感染漱口配方

- 佛手柑……2滴
- 白千層……1滴
- 鹽水……1茶匙

混合後，倒進一杯溫水中用來漱口。

注意！只能給那些已經會漱口和吐出的孩子使用！

漱口時能哼出很不錯調子喔，試試看吧，會發出真的很好笑的聲音！嘻嘻！

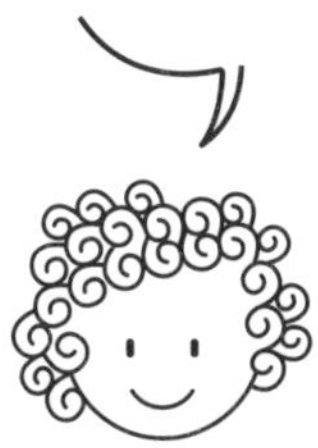

Anna（七歲）的小分享

精油　其他

膀胱炎坐浴配方

- 佛手柑……4滴
- 奶精球……1顆

以上配方充份混合乳化後，倒入一個孩子能坐進去的浴盆裡，加進溫水攪拌混合。這個坐浴能讓膀胱炎達到舒緩的效果。

注意！別讓孩子在浴盆裡坐超過十分鐘。

Martin mag nicht schlafen gehen

馬丁不想上床睡覺

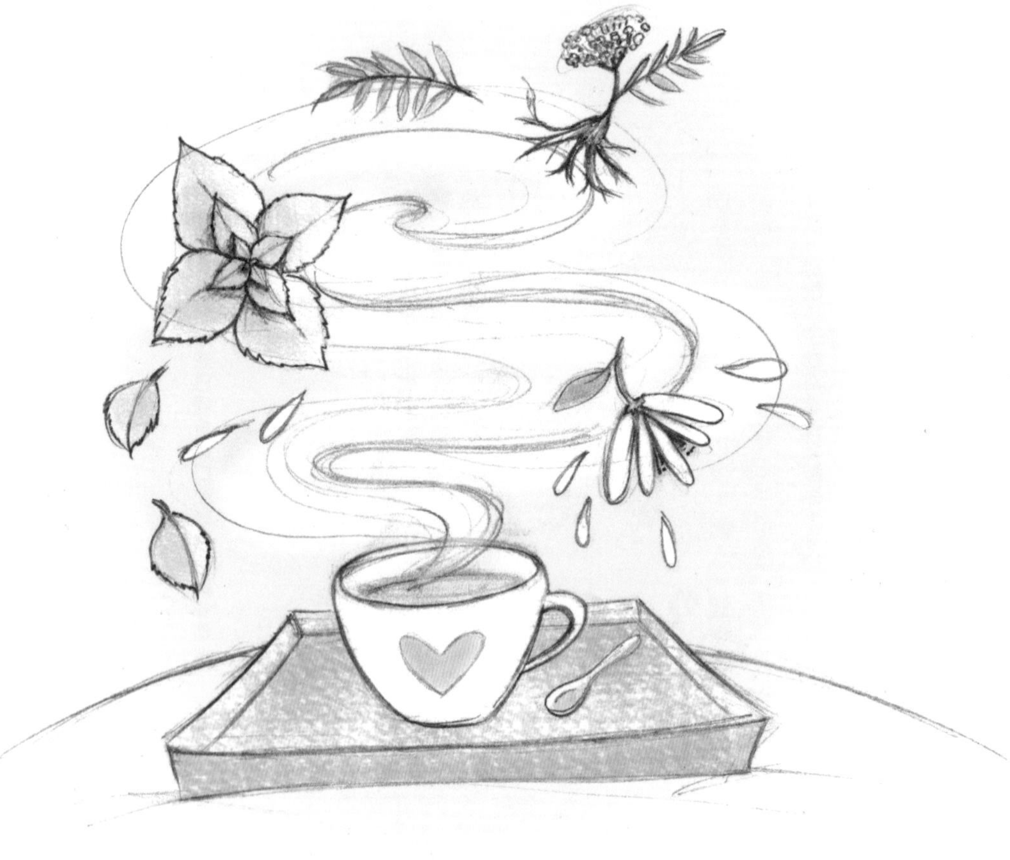

馬丁不想躺上床，有時候他不想睡覺。因為如果閉上眼，接下來就一片漆黑了，他才不喜歡漆黑的感覺呢，所以馬丁不喜歡上床。

今晚又是這樣的情況：外頭還有點亮，因為是夏天嘛。如果外頭還亮亮的話，閉起眼睛就會感覺加倍漆黑了。

馬丁站在浴室洗手台前刷牙，「咧！」他對鏡子裡的自己做了個鬼臉。又一次「咧！」，然後他盤算著該做些什麼，好讓自己不用上床睡覺。

「馬丁，現在該是上床睡覺的時間囉！」他爸爸喊道。馬丁再一次向鏡子發了一聲「咧！」。他知道，爸爸很快就會上來看他有沒有好好躺在床上。

他心想，「那我來含一口媽媽的漱口水好了。」這時他手裡已經拿著漱口水瓶了。他知道，媽媽每次都會取一點漱口水到水杯裡，然後再加滿水。「這我也會！」

馬丁抖了抖瓶身，想把漱口水倒進水杯裡。「啊！」他倒太多了！聞起來好刺鼻啊！再來，把水加滿。好，來嚐一下！

呸！怎麼會有人喜歡這個味道！馬丁顫抖著，這嚐起來一點都不好啊！他呸呸呸地一直要把味道吐掉，可是那味道一直還在。

「爸！我需要一杯牛奶，很急，拜託～」爸爸進了浴室，「怎麼啦，馬丁？」「我嚐了媽媽的漱口水啦，味道超級恐怖的。」

爸爸笑說：「馬丁啊馬丁！我真覺得你很猛耶！那裡頭是胡椒薄荷啊，可以讓人口氣清新，還有讓媽媽早上能夠完全清醒，這下你真的沒法睡了……」

馬丁心裡很懊悔自己做的傻事！這時他累了，真的有點累了，可是他才不要神智清醒地躺在暖和的小床裡呢。

爸爸想到一個主意了：「來，小傢伙，過來躺著，今天我破例幫你做一杯蜂蜜花草茶，然後我來讀一篇故事，之後你應該就睡得著啦。」

馬丁鑽進被窩裡，現在他心情輕鬆多了。爸爸給他端來一杯好睡茶，裡頭有加香蜂草、一點點纈草、還有甜橙花；爸爸也在裡頭加了一匙蜂蜜，好能降低一點馬丁嘴裡的薄荷味。馬丁小口小口地啜飲著，現在那股薄荷味已經沒那麼恐怖了。

爸爸取來馬丁最愛的故事書，開了床頭燈，讀起書裡第一個故事。馬丁閉了眼，享受地聽著……（一旦看不到東西，他很快地就睡著了）。

藥草

好睡茶配方

香蜂草（Melissa officinalis）……………**5公克**
甜橙花（Citrus sinensis flos）…………**5公克**
纈草根（Valeriana officinalis radix）…**5公克**
蛇麻花（Humulus lupulus flos）………**5公克**

要製作好睡茶，我們要先混合以上配方。每杯茶我們用半茶匙到一茶匙的花草，用熱水沖泡後，再依口味用蜂蜜增甜。

Section 3

feel cool

清涼薄荷香氣

「我的藥草庫存裡從不缺薄荷」
瓦拉弗里德．史特拉伯《論園藝》[1]

各種薄荷 Die Minzen

薄荷家族的成員眾多，他們主要的印記就是那種「類似胡椒」嗆鼻的氣味。唯一的例外是檸檬薄荷。我們往往很難在一群薄荷中區分個別的品種，更別提他們在花園裡很喜歡互相雜交，不斷產出新「口味」。不過他們的共通點就是都能讓人清新舒暢，不論是用作茶飲或是其他製法。

1 譯註：Walafried Strabo（A.D.808～849），中世紀天主教本篤會修士、神學家、詩人，《論園藝》是他最著名的詩集，談論他親手開墾修治的花園、園中的香草及其醫療用途。

檸檬薄荷
Bergamotteminze
Mentha citrata

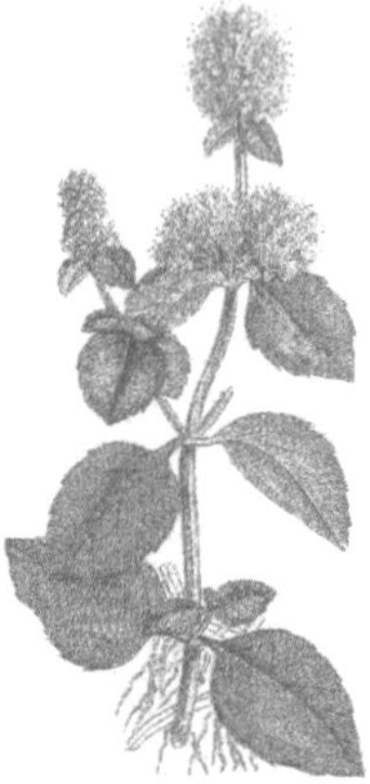

檸檬薄荷有時候也被標示為「兒童薄荷」，帶著一種特別清新的檸檬和薄荷的香氣。特別能強化專注力，一如其他薄荷。檸檬薄荷特別適合那些做事常常心不在焉的兒童，比如說做學校作業的時候。使用方式主要是薰香，可搭配真正薰衣草和葡萄柚。如果您的孩子有頭皮屑或是頭皮癢得很厲害，我們也可以將檸檬薄荷混入頭髮護理洗髮精配方，可參考一七四頁。

精油

專注寫作業配方

- 檸檬薄荷……3滴
- 葡萄柚或檸檬……5滴
- 真正薰衣草……1滴

取兩到三滴至薰香燈，可以幫注孩子安定。這款精油也適合孩子被蚊蟲叮咬後使用，此時可以破例將純精油滴在皮膚上，請在腫痛處滴一滴就好。

胡椒薄荷
Pfefferminze
Mentha piperita

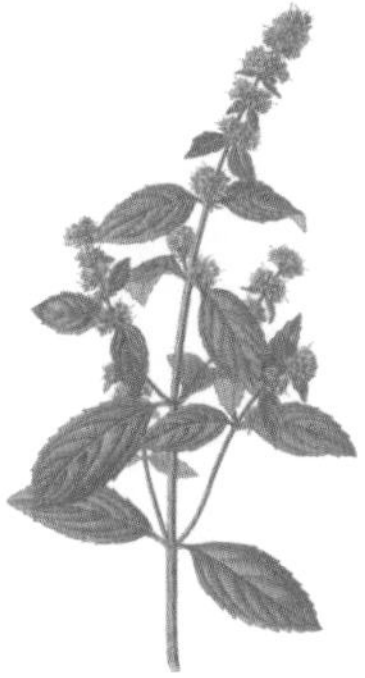

胡椒薄荷同樣屬於唇形科植物（*Lamiaceae*），而且早在大約西元前一千兩百年就作為埃及人墳墓裡的陪葬品。

胡椒薄荷不適合幼兒。不過我們可以用胡椒薄荷葉來製作糖漿，製作方法請參考後面蘋果薄荷的內文，大約六歲以上的小孩會喜歡這種糖漿還有薄荷茶。

胡椒薄荷精油極有刺激性，絕對不能用在六歲以下小孩身上。最好是改用上述的檸檬薄荷，它帶有點藥草感卻不嗆鼻。不過胡椒薄荷可以這麼用：滴一滴精油在手帕上，然後嗅聞，這能幫助減緩暈車症狀。只是我覺得幼兒不太喜歡這個氣味；還有，請勿將手帕直接放在他們面前，因為那股香氣會嗆眼睛。使用時要很小心。

差不多十歲以上的孩子，我們才可以在配方裡添加胡椒薄荷。將上述配方混和後，取兩滴至薰香燈可幫助孩子增進注意力。

精油

大孩子專注寫作業配方

- 胡椒薄荷……1滴
- 真正薰衣草……2滴
- 醒目薰衣草……1滴
- 暹羅安息香（Styrax tonkinensis）……1滴
- 葡萄柚……4滴

Section 4

like forest

松柏大樹香氣

石松香，冷杉脂，雲杉香膏

Zirbenduft, Tannanharz, Fichtenbalsam

住在山裡的人們一向懂得利用樹木的療癒力量。瑞士石松、冷杉、雲杉、落葉松等等林木擁有極為廣泛的用途。這背後的原因，一方面是因為這些香氣給人遼闊而又平靜溫暖的感受，另一方面這些木質松針氣息能通暢我們的呼吸。不只感冒流行的時節，從年頭到年尾，我們都能利用這份山中的珍寶。

瑞士石松
Zirbelkiefer
Pinus cembra

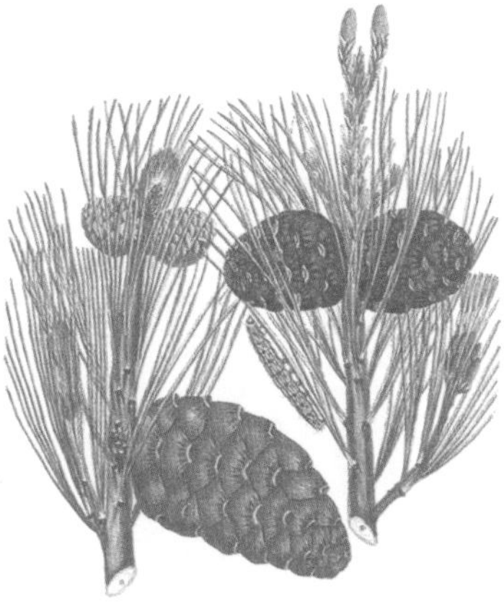

石松生長在高山上，最常分布於一千八百至兩千五百公尺的高度，有著堅韌不屈的個性，不輕易被暴風雨打倒；能耐受劇烈的溫度變化，在寒冬頂住重重積雪，在夏日撐過不時而來的大雷雨。這份能耐使瑞士石松通過上一次冰河期的考驗，免於絕跡。在許多傳說和童話裡，都會出現石松（或稱為Arven）的身影，扮演著故事中保護者的角色。石松精油也有保衛的效果，特別是在感冒流行的時節，此款精油能殺菌的特性使它大受歡迎。我喜歡用石松來為空間除菌，也用作療癒泡澡用油，因為它有預防流感、咳嗽、發燒、流鼻水的療效。除此之外，這款精油也適合用來防蟲。

精油　其他

室內殺菌噴霧配方

瑞士石松……5滴
葡萄柚……5滴
穀物酒精或伏特加……10 ml
蒸餾水……加至100 ml

充分混合後，倒進100ml的噴瓶裡用來淨化室內空間，到了夏天時，這瓶還能用來防蚊。

精油

抗蚊蟲薰香配方

- 瑞士石松……5滴
- 維吉尼亞雪松（Juniperus virginiana）…5滴
- 真正薰衣草……5滴
- 甜橙……5滴

每次從這個配方裡取兩到三滴到薰香燈上，蚊蟲不喜歡石松和維吉尼亞雪松的氣味。

歐洲冷杉
Weißtanne
Abies alba

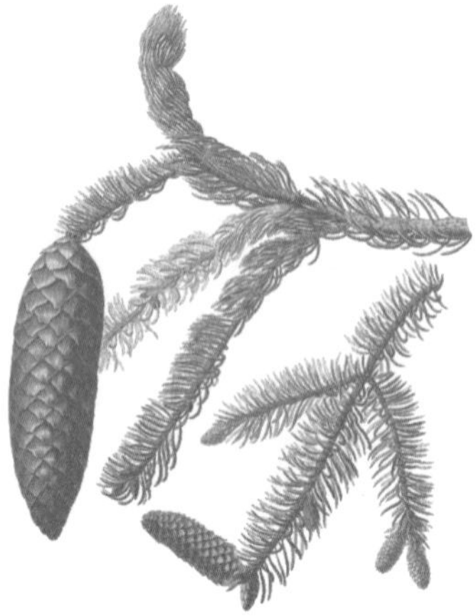

我的孩子們覺得歐洲冷杉帶著聖誕節慶的氣息，這股柔和的森林氣味，再加上香草、紅桔、肉桂、丁香等味道，浸潤整個空間，帶給我們將臨期[1]平安舒適的氛圍。歐洲冷杉精油正如石松精油能夠殺菌，非常適合用在孩子房間。

1 譯註：將臨期（Vorweihnachtszeit 或 Adventszeit）根據天主教教會曆法，聖誕節前有四週的預備期，這段期間稱為將臨期，通常從十一月底開始。

精油　藥草　植物油　其他

將臨期平安配方

- 歐洲冷杉……1滴
- 肉桂葉……1滴
- 丁香……1滴
- 香草……1滴
- 紅桔或甜橙……5滴

從中取一至兩滴到薰香燈裡，這已經足夠讓空間滿溢聖誕節即將來臨的氣息。

樹脂療癒香膏

- 樹脂……約一咖啡匙
- 葵花籽油……150 ml
- 舊的平底鍋……一把
- 蜂蠟……10公克

我們也能用冷杉香脂、或是任何雲杉或落葉松的香脂來製作療癒香膏。方法如下：

1 把樹脂放上平底鍋，倒入葵花籽油
2 以最高攝氏60度小火慢熬約半小時直到樹脂完全融化
3 在鍋上蓋一塊布，放置一夜讓這混合物慢慢冷卻
4 用一塊紗布巾過濾
5 再次以不超過攝氏60度緩慢加熱濾過後的油，加入蜂蠟
6 當蜂蠟完全融化後，把成品倒入玻璃罐，待冷卻後貼上標籤蓋上

這款香膏主要可用在小傷口、蚊蟲叮咬的搔癢、小扭傷等等，請用在三到四歲以上的孩子身上。關於製作「雲杉嫩枝糖漿」的方法，請看一九二頁。

維吉尼亞雪松
Virginia-Zeder
Juniperus virginiana

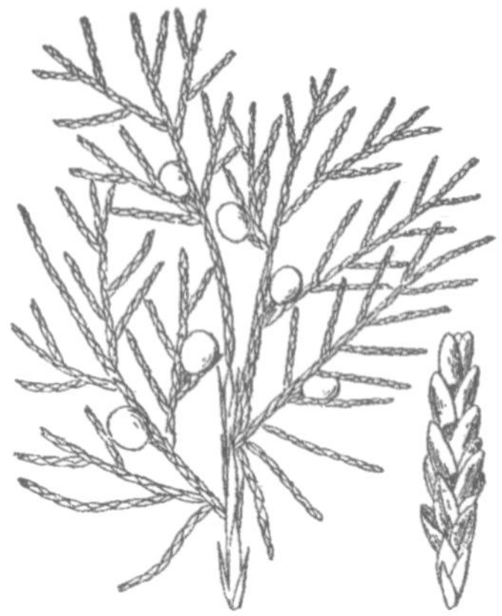

前頭提到的抗蚊蟲薰香配方裡有用到維吉尼亞雪松精油。產出此精油的樹其實是杜松的近親，原生地在美國。維吉尼亞雪松屬於柏科植物（*Cupressaceae*），它的香氣帶有淡淡煙燻味・也有點木頭味（像剛削過的鉛筆）。它的精油有驅趕蚊蟲的功效。

若要塗抹在身體上，維吉尼亞雪松精油建議五歲以上孩子使用；薰香若低劑量則對幼童無害。

絲柏
Zypress
Cupressus sempervirens

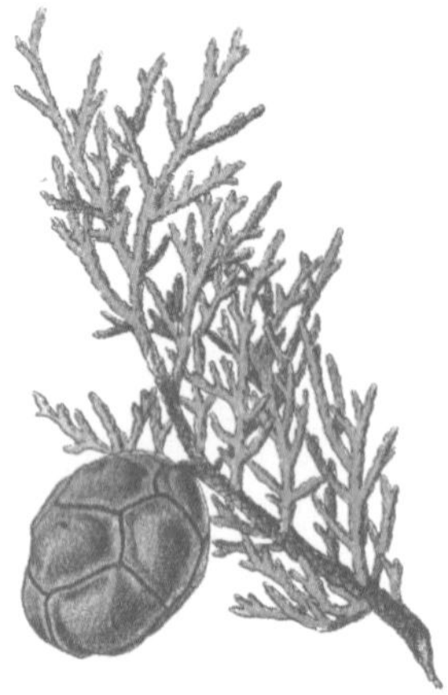

絲柏也能產出細緻的精油，如同維吉尼亞雪松，也屬柏科植物，「柏科」此名正是從絲柏而來。與維吉尼亞雪松遙遙相對，絲柏的原生家鄉在地中海區域。

絲柏精油一方面能消解黏液，因此在支氣管炎或感冒時能派上用場；另一方面它能對治痤瘡，在其他許多皮膚問題上也能幫上忙，但建議六歲以上孩子使用。在心靈的層面上，是一款能提供慰藉的精油，絲柏氣息使人沉穩踏實、身心調和，也能讓人更加專注。

Section 5

aroma of spices

香料種籽香氣

「好藥草收在小袋子裡。」舊時俗諺

藏茴香、甜茴香、洋茴香及相關植物

Kümmel, Fenchel, Anis und Co.

寶寶脹氣、肚子痛、感覺很不舒服：此時我們可以施以輕柔的腹部按摩放鬆孩子的小肚子。不過，不只是幼兒才會脹氣喔，所有兒童和成人也都會。

不過，到底是什麼導致嬰兒的腹部絞痛呢？大部分時候不是他的消化系統出了問題，而是孩子在叫喊時有空氣竄進了小肚子裡，腹絞痛就這樣產生了。而絞痛會引發疼痛，孩子又因此再一次用喊叫來表達。溫暖的腹部裹布可以補強腹部按摩的功效，讓寶寶很快再次感到舒服。

腹部按摩需要溫和的配方油，最好是用藏茴香、甜茴香、洋茴香和芫荽籽調和甜杏仁油而成。如果您沒有信心自製這個配方油，當然也可以在信賴的地方裡買到。

植物油　精油

屢試不爽腹痛掰掰油

甜杏仁油（*Prunus dulcis*）……50 ml
藏茴香（*Carum carvi*）……1滴
甜茴香（*Foeniculum vulgare var. dulce*）……1滴
洋茴香（*Pimpinella anisum*）……1滴
芫荽籽（*Coriandrum sativum*）……1滴

以上配方在棕色或藍色的玻璃瓶裡混合，這樣就完成啦！請用此油溫和地按摩寶寶的肚子，但勿下壓。按摩完後，將寶寶包暖暖，最好是用莫爾頓雙面絨呢巾（Moltontuch）加上羊毛枕頭。包在裹布裡，小肚子很快就會平靜下來了。在寶寶身上使用裹布和羊毛枕大約三十分鐘後便可取下，此時他應該又可以安詳地睡覺了。

這個配方對大一點的孩子當然也有幫助！

藏茴香
Kümmel
Carum carvi

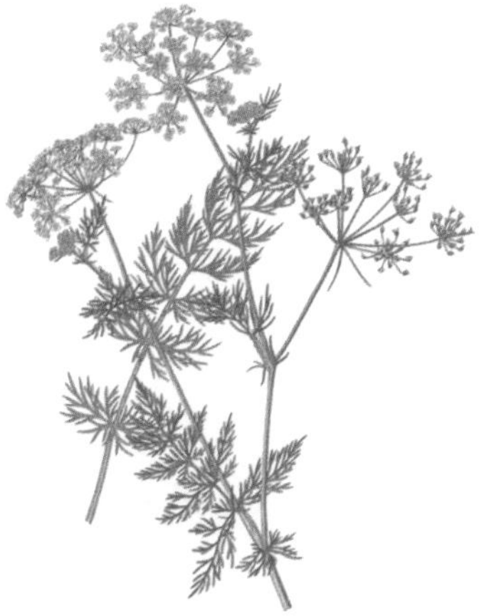

藏茴香屬繖形科的一員，是相當典型的麵包香料，人們也用藏茴香來替肉品或德國酸菜調味。順帶一提，它早在新石器時代（也就是在木樁屋時代1）已廣為栽種，在古羅馬時期藏茴香已運用在醫療上，對消化問題及脹氣特別有幫助。

一個劑量很溫和的抗脹氣配方，例如上述抗腹痛掰掰配方，不會導致任何傷害，反而有很好的幫助。

注意！藏茴香在幼兒身上只能相當少量使用，其中蘊含酮類分子，使用的濃度過高可能會對孩子造成傷害。

1譯註：木樁屋（Pfahlbau）是蓋在木樁上的木造建築，常建於河旁、沼澤或湖邊，在西元前五千至一千年這段時期廣泛流行於歐洲，特別是阿爾卑斯山地區。

甜茴香
Fenchel
Foeniculum vulgare var. *dulce*

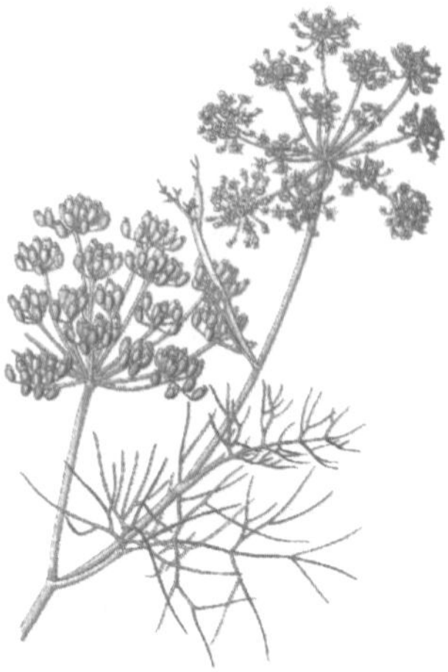

同樣是繖形花科植物的甜茴香原生於地中海地區，需要陽光和溫暖環境，黃色花朵排列成鬆散的傘形，莖中空、葉片好似羽毛。

早在古代，作為藥用及香料植物的甜茴香就已廣為人知，希波克拉底、迪奧斯科立德、帕拉賽爾斯、甚至雅各布．德奧多魯斯都推薦使用甜茴香來對治多種疾苦。它是歷史悠久的藥草，據說能帶給人長壽、勇氣和力量。

一般來說，我們會使用的香料茴香有兩種：藥用甜茴香，這就是我們在芳療裡會用到的甜茴香，以及結球茴香（*Foeniculum vulgare var. azoricum*）。藥用甜茴香所運用的部位是種籽，用來沖泡藥用茶飲或是萃取精油。這些種籽（甜茴香籽是所謂的離果）於夏末成熟，在九月與十月採集。甜茴香聞起來微微甘甜、芬芳宜人，嚐起來也不錯。

藥草

消脹助眠甜茴香茶

作法：將種籽稍微搗碎，再用滾水沖泡，靜置十分鐘。

劑量：○到一歲的幼兒，每日1公克的甜茴香籽，一到四歲是2公克，大於四歲的孩子可用到4公克泡茶。

我們使用藥用甜茴香來泡製甜茴香茶，用這款茶飲就能幫助小嬰兒對付脹氣。對於大一點的孩子，甜茴香茶也一樣有幫助：除了紓解痙攣的功效，還能平撫腸道的不適、平緩呼吸道發炎症狀；同時也適合用做孩子的助眠茶飲。若是處理消化問題或是做為助眠茶，請勿增甜調味處理感冒問題時可以用蜂蜜、楓糖、樺木糖、甘草木等稍微增甜。

植物油　精油

脹氣腹部按摩油

甜杏仁油	30 ml
甜茴香	1滴
甜橙	4滴
花梨木	1滴
綠花白千層	1滴

在芳香照護領域，甜茴香精油很常用來調製溫和的腹部按摩油，以排解脹氣。有鑑於它對支氣管的功效，因此也很適合用來製作止咳按摩油。

注意！在嬰兒身上使用甜茴香精油時，請務必注意我建議的劑量及使用方式！

結球茴香
Gemüsefenchel
Foeniculum vulgare var. *azoricum*

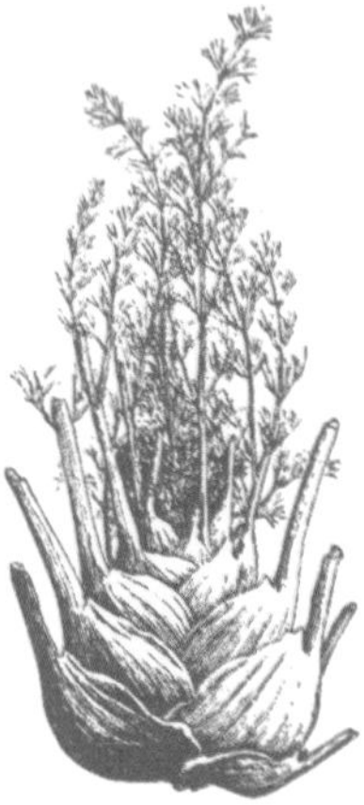

結球茴香形成的地上塊莖，不論煮熟或生吃都一樣美味，富含多種礦物質（主要是鈉、鉀、鎂、鈣、鐵、磷）還有膳食纖維和維生素C、B1、B2、B6、E、K、及泛酸。值得注意的是它維生素C的含量幾乎是甜橙的兩倍！十九世紀時，此品種的茴香由義大利開始廣泛融入歐洲的菜餚。

由此可見，結球茴香是種了不起的營養補充品，好消化、低熱量、還能強化免疫系統。除了這些好處以外，還能消脹氣。

我的奶奶說，啃結球茴香和紅蘿蔔是她想能想到的最健康的零嘴了。我覺得她說的對。

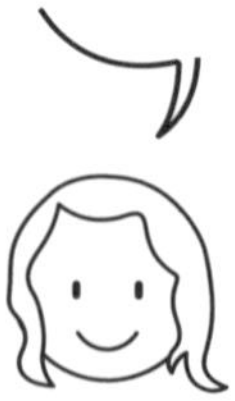

Johanna（六歲）的分享

洋茴香
Anis
Pimpinella anisum

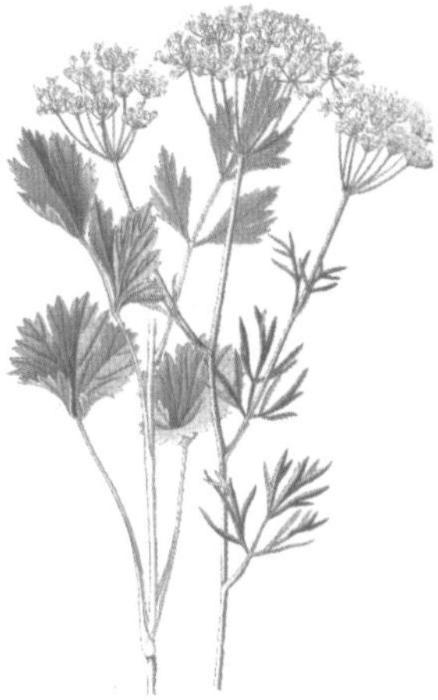

您大概知道洋茴香是冬天的香料，因為人們做聖誕節糕點常常會用到它。不過它也很常用做麵包香料。洋茴香是繖形花科植物，有著細細的葉子和白色的小花。洋茴香的故鄉在埃及和敘利亞，在那灑滿陽光的石灰質土地上長著野生洋茴香，而在歐洲的洋茴香則是田中的作物，人們在八、九月間收割它黃灰色的離果。

洋茴香具有抗痙攣和消解黏液的功效，另外也和甜茴香一樣能驅脹氣，這也是為何我在腹部按摩配方裡特別重視它。此外，洋茴香還能夠以溫和的劑量用做漱口水，在比如說牙齦發炎的時候使用。但請務必注意劑量指示，可參考一九三頁的配方。

藥草

感冒時的兒童洋茴香茶

洋茴香籽……1公克
滾水……500 ml

將滾水倒入，然後靜置五分鐘，再用一點蜂蜜調味。這款茶適合兩歲以上的孩子。腹脹時，洋茴香茶也很好喝，就像甜茴香茶一樣。這款洋茴香茶能消解黏液，咳嗽時能派上用場。

注意！也因此不要給幼兒或嬰兒喝這茶，因為他們還不會好好的咳嗽和吐痰！

芫荽
Koriander
Coriandrum sativum

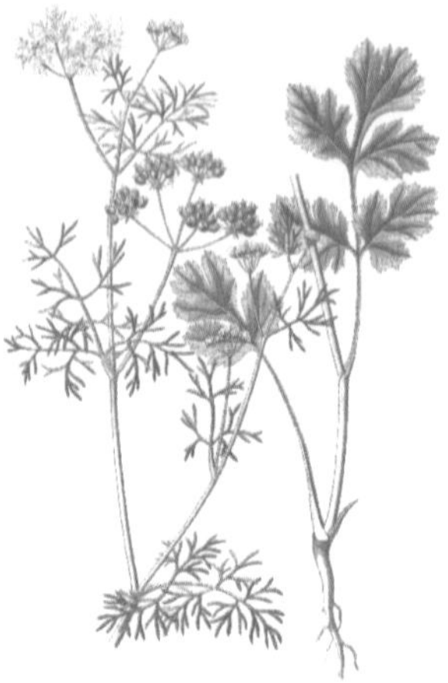

芫荽是繖形花科植物，主要是用在菜餚裡。不過在流行性感冒或是注意力不集中的時候，就讓我們用芫荽籽精油來協助吧！芫荽籽精油的抗菌效果特別好，我很喜歡在我的腹痛配方裡加一點。

此款精油相當溫和，且尚未發現任何禁忌症，所以當遇到新生兒腹絞痛時，很適合用它來按摩嬰兒的小肚肚。若得了流感，芫荽籽也有極佳的功效，因為它抗病毒又抗菌。

精油

抗流感香氣配方

- 芫荽籽……1滴
- 檸檬薄荷……2滴
- 甜橙……4滴
- 瑞士石松……1滴

上述配方調勻後，取一兩滴到薰香燈中在孩子房間擴香。

Section 6

fresh herbs

歐洲草藥

一種藥草，能治多病。

金錢薄荷及許多益草

Die Gundelrebe und allerlei hilfreiche Kräuter

當春天來臨，不論長幼，人人都渴求新鮮空氣、香草和陽光。春天意味著大自然裡到處萌芽抽枝。日照漸漸增強，而生命也在陽光之下重新開展。不過，春天往往也是許多疾病活躍散播的時節。

人智醫學認為春天產的藥草帶著親切友善的特性，因此將它們視為「兒童藥草」。大大圓圓的花朵、柔和的顏色、常常是短短的莖幹、還有細緻的香氣，這些都特別討孩子喜歡。民俗童話或傳說裡也常常提到許多春天藥草，例如「小雛菊[1]」、「第一朵香菫菜[2]」以及很多其他的例子。

春天不僅僅是發燒感冒侵襲小孩的季節，也是諸如濕疹等皮膚病大量登場的時候，這是經歷寒冬後慢慢展現的結果。除此之外，春天也蠻常出現所謂的「學校頭痛症[3]」。

這些春天的野地藥草恰恰能助我們的孩子維持健康、增進免疫：金錢薄荷、繁縷、蒲公英、蕁麻、還有許多其他的藥草，現在我要和讀者們一起來看看其中幾種。

這本書雖不是烹飪書，不過我想向讀者介紹一些適合孩子飲食的保健藥草，所以書中會附一些烹飪小分享，還有一些與孩子共同採集野外藥草的小撇步，您的孩子一定會從採集活動裡得到很多樂趣的！

1 譯註：「小雛菊」是安徒生童話裡的一則故事。

2 譯註：「第一朵香菫菜」是十九世紀詩人 Karl Egon Ebert 的一首詩作。

3 譯註：「學校頭痛症」是指一些小學生常常在學期中（特別是考試前）出現頭痛的症狀，也伴隨著注意力不集中和不安情緒。這些症狀在休息時候，如運動、遊戲、戶外活動時便會減輕，在放假期間則會消失。

金錢薄荷
Die Gundelrebe
Glechoma hederacea

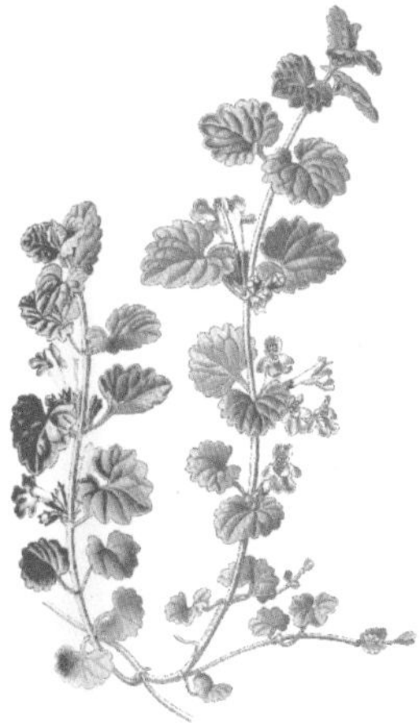

金錢薄荷有很多俗稱：活血草Gundermann，地面草Erdefeu或是銀藥草Silberkraut。是唇形科植物（*Lamiaceae*）的一員，幾乎每片草坪、每個花園都有它的身影，特別喜歡長在路旁還有一些亞灌木底下。金錢薄荷相當矮小不起眼、在地面匍匐而生，開著小小藍紫色的花朵，下唇花瓣帶著一個深色斑點。從年頭到年尾我們都看得到它，甚至能藏在冬天的積雪底下。

金錢薄荷適合作為春天蔬菜來食用，剛好在寒冬後用它來增強我們的免疫系統，因為除了富含維生素C、它還有鈣質、單寧酸、苦味質、精油分子和迷迭香酸等成分。

藥草

綠色星期四蔬菜湯

- 金錢薄荷……1把
- 西洋蒲公英（只用柔軟嫩葉）……1把
- 蕁麻葉（嫩葉）……1把
- 西洋蓍草（葉）……1把
- 披針葉車前草（嫩葉）……1把
- 雛菊……1把

作法：

1. 將一大顆洋蔥切成小丁，用奶油拌炒一下
2. 再倒入蔬菜高湯，小滾一下
3. 再將洗好切過的藥草投入鍋中，小火熬煮十分鐘
4. 加入約15ml鮮奶油，口感會更細緻

金錢薄荷除了可以入菜食用，還提供保健的功效：可以在感冒時做成茶飲來服用（須搭配其他藥草）。

除此之外，我們還能用它來製作金錢薄荷浸泡油，同樣具有療效，特別是對付濕疹：

植物油　藥草

傷口復原浸泡油

- 金錢薄荷……1把
- 西洋蒲公英（只用柔軟嫩葉）……1把
- 蕁麻葉（嫩葉）……1把
- 西洋蓍草（葉）……1把
- 披針葉車前草（嫩葉）……1把
- 雛菊……1把
- 紅花籽油……淹過植材的量

這款油特別適合處理比較深的傷口，而這也是小朋友們很常會遇到的狀況。

在六、七月間採集金錢薄荷葉，並裝入小玻璃瓶內，將這些小葉子壓緊實，倒入紅花籽油（Distelöl）蓋過頂部，在溫暖處靜置幾日。之後瓶底便會形成一層淡色的液體。這時便可以將油過濾，並分裝至深色小瓶。將此油輕輕塗抹在傷口上，可加速傷口復原。

你可以試試看用金錢薄荷和雛菊編成小花圈呦，雖然不是很容易，但很好玩喔！你會感覺自己像小公主一樣！

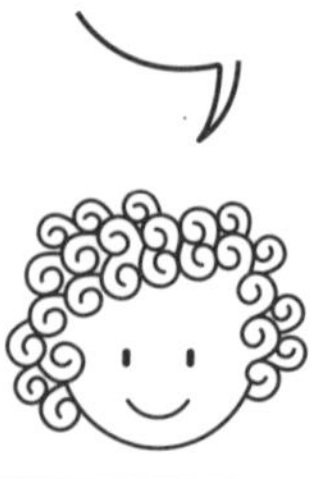

Anna（七歲）的小分享

蘋果薄荷
Apfelminze
Mentha suaveolens

其他　藥草

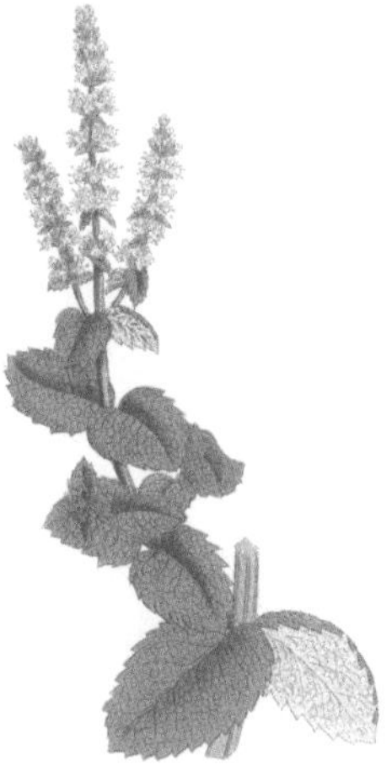

蘋果薄荷又稱為「溫和薄荷」，是多年生植物，而且長得很粗壯。它的小葉子帶有濃烈的香氣，一種薄荷與蘋果香味的美麗綜合。蘋果薄荷散發著近乎迷人的芬芳。薄荷醇含量極微，因此特別適合給孩子使用。

葉片可用來做成孩子也能喝的沁涼酷夏茶飲，用熱水沖泡幾片蘋果薄荷葉片，靜置約五分鐘，過濾，再用一點樺木糖或楓糖調味，放涼後飲用。我喜歡把這款「冰茶」裝在玻璃壺裡，投入一片有機檸檬片和一片薄荷葉，所有小孩都喜歡它的味道，是一款可取代罐裝飲料的健康飲品。

我們也能利用蘋果薄荷做出美味的糖漿。

蘋果薄荷草糖漿

- 樺木糖／當然紅糖也可以……700公克
- 水……1公升
- 橘子汁或檸檬汁……125公克
- 蘋果薄荷草……2至3把

作法：

1 先用樺木糖或紅糖兌水煮出糖水
2 加橘子汁或檸檬汁，隨個人口味
3 將約兩到三把蘋果薄荷草放入鍋中，並倒入橘子汁糖水
4 之後讓這鍋藥草糖水靜置一天，隔天再稍微煮滾一下
5 過濾，分裝到瓶子裡，這樣就完成啦！

喝的時候，把糖漿依自己口味加水稀釋，這飲料適合一歲以上的孩子。除了以上提到的這些薄荷外，還有很多種美味的庭園薄荷品種，比如說橘子薄荷和其他很多類似的，這些也都可以依同樣的方式製作糖漿。

蕁麻
Brennnessed
Urtica dioica

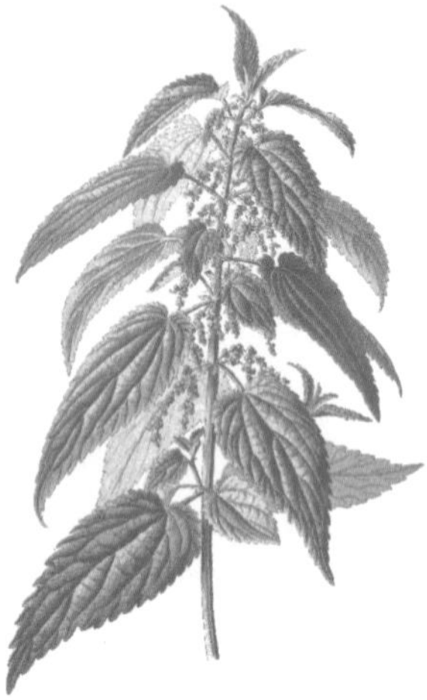

雖然誤碰了蕁麻會令人相當不舒服，但我們決不能低估蕁麻在春天時所帶來的療癒力量。其他的成分不談，其葉綠素和鐵質的含量特別高，正是這個組合讓它在春天的菜餚中成為不可或缺的一員。特別是當孩子經歷了漫長冬日多次感冒的侵襲而顯出疲態，彷彿身體與心理的功能都被消磨殆盡，這時蕁麻就能發揮特別好的功效。

小孩子都喜歡蕁麻菠菜或蕁麻湯的味道，而且很快就能烹調完成。這段期間，還可以把蕁麻做成好吃的蕁麻餅來代替洋芋片：

其他　藥草

蕁麻鹹味煎餅

蕁麻嫩葉	少許
麵粉	100公克
蛋白霜	1顆蛋量
牛奶	60 ml
水	少許
鹽	少許
椰子脂	少許

請先用擀麵棍在葉子上擀一擀，這樣葉片上的小毛就不會刺人了。然後把麵粉、牛奶、鹽和一點水揉成麵糰，混入蛋白霜，再把蕁麻葉揉進麵糰裡，最後用椰子脂稍微煎熟。

藥草

蕁麻茶

蕁麻嫩芽……3到4枝
熱水……1杯量

蕁麻茶對於膀胱問題有助益、患痤瘡時也能發揮「清潔血液」的功能。要製作此茶，我只採蕁麻嫩芽的部分（記得戴手套！），要泡一杯茶，三、四枝新鮮嫩芽就夠了。倒入熱水、靜置五分鐘、過濾後即可享用。

西洋蒲公英
Löwenzahn
Taraxacum officinale

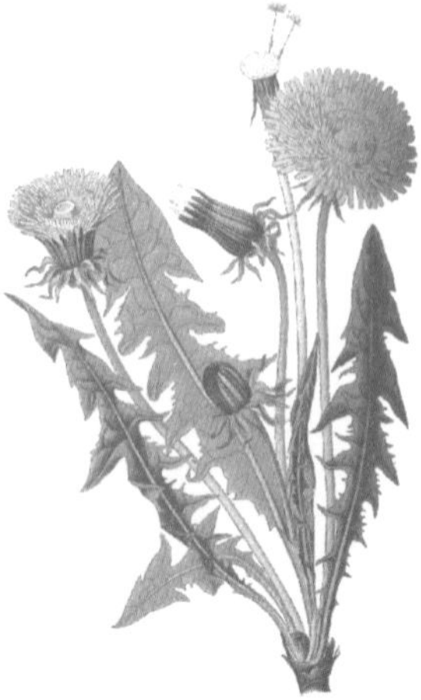

有誰不知道蒲公英呢？它往往是園丁的一大挑戰，特別是在五月時，朵朵鮮花爭先恐後從土裡冒出來，那時候真是要擋都檔不住。不過蒲公英對我們而言是種益草，它的原生地正是在我們中歐地區，而如今已經遍佈整個北半球，幾乎沒有哪片草坪上沒有蒲公英的蹤影，甚至可以生長在碎石山坡或是鐵道石堤，是個不挑生長環境的植物。

西洋蒲公英屬於菊科（*Asteraceae*），靠那會飛的種子各處傳播繁衍。小孩子都愛那「吹吹花」（Pusteblume）[4]！西洋蒲公英有著粗壯有力的多年生主根，葉基蓮座狀，叢生長形葉片、葉緣深裂，花莖上無葉、中空且內含白色乳汁。有些人的皮膚碰到這種汁液會刺激。

天氣乾燥時，蒲公英的金黃色放射狀花朵會打開，下雨時則會收起來，因此蒲公英也是「天氣指標」！我們可以用西洋蒲公英來製作美味的蒲公英蜂蜜（參考四十八頁製作方法），特別適合在有感冒症狀時使用，我們在上文提到的「綠色星期四蔬菜湯」裡也有用到蒲公英。

4 譯註：Pusteblume 是德語裡蒲公英的別稱。

雛菊
Gänseblümchen
Bellis perennis

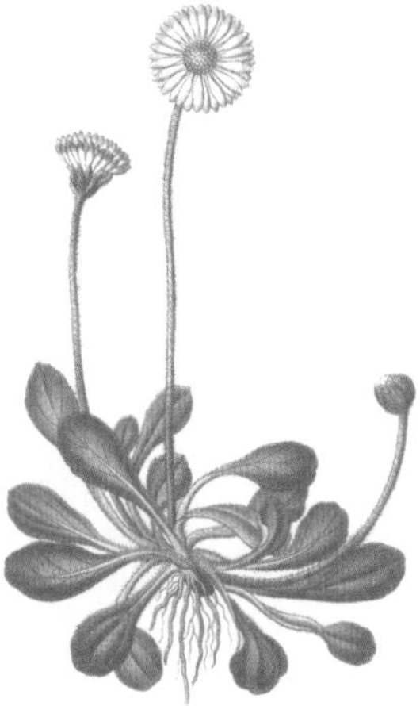

美麗的雛菊是菊科植物（*Asteraceae*），這種小花讓每片草地看起來美美的，孩子們都喜愛它。雛菊也稱作「孩子的山金車」，用途相當多元。

一來雛菊可用做野菜沙拉上的裝飾、做成香草塗醬、或是用作藥草茶，還可以用於皮膚保養。雛菊裡蘊含的有效成分能夠消解黏液和清潔血液，這些特色使得這種妝點草坪的小花成為早春時節保健的一大功臣。

雛菊另外還有一些能耐：比如用在藥草茶飲裡，可以處理咳嗽和發燒，因為它內含的黏液可覆蓋在受細菌攻擊的咽喉黏膜上。不過要特別注意，這款茶會引起些許便秘，所以如果您的孩子原先就有排便困擾，這時就要謹慎一點。雛菊適合兩歲以上的孩子使用。

不過，雛菊沖洗劑具有抗病毒、促傷口癒合、清潔皮膚等效果，用沖洗劑的方式，不僅能對治異位性皮膚炎皮膚癢、還能幫助長期受新生兒痤瘡困擾的小嬰兒。

其他　藥草

兒童瘀傷用酊劑

雛菊花朵……滿滿一把
穀物酒精（Ansatzkorn）……淹過花朵的量

要製作雛菊酊劑，您需要將滿滿一把的花朵放入旋蓋玻璃瓶，倒入高濃度穀物酒精，然後在溫暖的遮陰處靜置三週，過濾後再分裝至深色瓶子裡即完成。有瘀傷（例如孩子騎腳踏車或三輪車跌倒了）時，雛菊酊劑便能派上用場，其實只要是大人會用到山金車浸泡油的情況，就是小朋友可應用此酊劑的時候。

我們也可以採雛菊來做浸泡油，這款油的皮膚保養效果特別好，從幼兒開始就適合使用。採集雛菊時請務必注意，應該只選用那些沒有施肥、也沒有噴過除草劑的草地上的雛菊。

香堇菜
Veilchen
Viola odorata

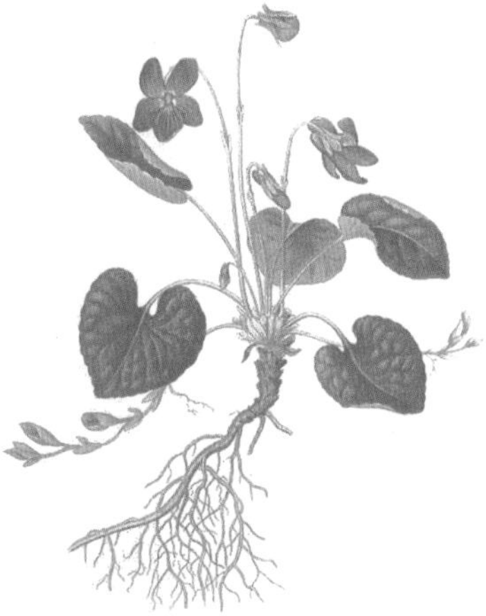

我的家族相簿裡有句話：「要如同沼澤的香堇菜那樣質樸純潔，不要像驕傲的玫瑰，總是想要人誇讚。」香堇菜這種小植物一直以來帶給我很多樂趣，小時候，我都會去找濃郁芬芳的香堇菜還有白色野香堇菜，採來編成小花圈。春天時矮小的香堇菜像是一層軟墊一樣舒服，也特別適合做成咳嗽藥草茶。您可以和孩子們一起採集香堇菜、蓮香報春花、雛菊等等，不過要注意，蓮香報春花在很多地區被列為保育植物。

用來做咳嗽藥草茶的花朵要先乾燥，然後存放在紙盒或是紙做的藥草茶袋裡。不想做止咳藥草茶的話，也可以用香堇菜、蓮香報春花和雛菊一起熬煮成糖漿。孩子們都喜歡用香堇菜花瓣糖漬而成的「止咳糖」，關於製作香堇菜止咳糖的方法，請參見二一二頁。您也可以在春日沙拉裡拌入香堇菜，雛菊一起加進去也很好：色彩繽紛的沙拉最得小朋友們的歡心！

要找到香堇菜真的超簡單的，不過記得只挑那些聞起來真的很香的香堇菜喔！其他的吃起來就沒什麼味道！我們都在家裡的花園裡採。

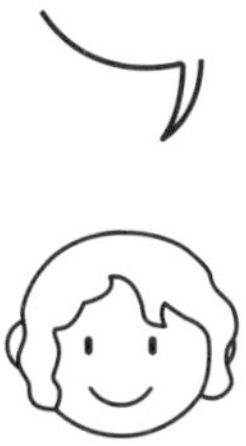

Julia（五歲）
的小分享

純露　藥草

野生香堇菜
Ackerstiefmütterchen
Viola arvensis

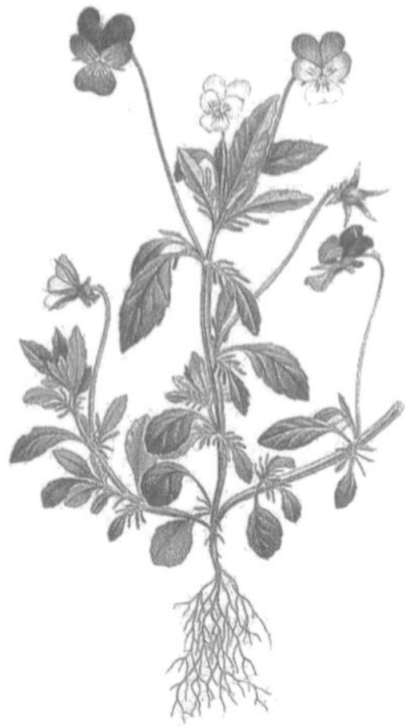

野生香堇菜的開花期從早春一直延續到夏末，它最常生長在田邊，有時也會出現在草地旁，它偏好乾燥土壤。採集時要注意，不要在大量施肥的田地旁摘採。

這種柔嫩的植物屬於堇菜科（*Violaceae*），開白色的花朵，帶著亮黃色斑點。它的花朵就如同芬芳宜人的香堇菜花一樣全部可食，比如可拌入多彩的沙拉裡，或是做成塗醬使用。從內含物來看，野生香堇菜適合用做咳嗽和發燒時的茶飲。這款茶飲也是克奈普神父推薦的，使用方法如下：每兩到三小時喝兩咖啡匙的茶飲，好能化解黏液。這茶飲同時也能緩解頭痛，因為野生香堇菜含有水楊酸的成分。

當遇到痤瘡或其他皮膚問題時，也能利用野生香堇菜來照顧皮膚。先用花朵製成浸泡油，之後再用來調成油膏。野生香堇菜浸泡油對於那種很癢又會痛的濕疹特別有幫助。

濕疹敷墊

野生香堇菜花瓣……一把

玫瑰純露……30 ml

將野生香堇菜花瓣泡入玫瑰純露，在室溫下靜置大約半小時，過濾後把這野生香堇菜玫瑰純露微微加溫至攝氏40度，再將預熱過的紗布巾浸溼，敷在發癢疼痛的部位約半小時再拿掉敷墊。這款敷墊能帶來緩和的效果，特別是針對濕疹。

蓮香報春花
Schlüsselblume
Primula officinalis（或 *Primula veris*）

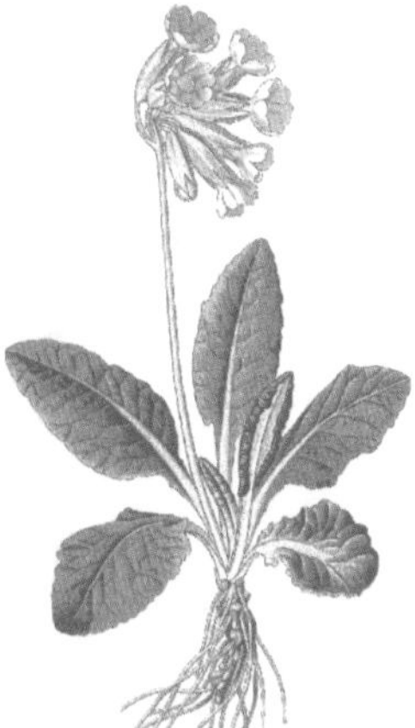

春分時節，草地上的蓮香報春花會友善地點著頭，用太陽黃金色的花朵向著我們閃耀。遺憾的是，這種植物越來越罕見，因此在許多地區已經列為自然保育的品種了。所以首先要講一下：請勿挖出蓮香報春花的根部，儘管有很多配方裡都會用到它的根。

不過我們的居家小藥房裡還是不能沒有它，因為它實在擁有很強大的療癒力量，特別是針對感冒。蓮香報春花屬於報春花科植物（*Primulaceae*），二年生。意思是說，第一年時它會長出蓮座狀的葉基，直到隔年才會由此抽出花莖開花。報春花科底下還有一種短花莖的報春花[5]，同樣可以用來製作以下的配方。

蓮香報春花的主要使用方式，是用它的花朵搭配香菫菜和雛菊，製成咳嗽糖漿製法可參考一九一頁。當然，就算單獨使用報春花來製作也是有療效的。將蓮香報春花拌入春日沙拉裡食用，能提振免疫系統。它含有鎂以及其他種種有益的物質如維生素C，這樣的成分特別能處理「學校頭痛症」還有小孩子也會遇到的偏頭痛。

5 譯註：作者也許是指宿根報春花（Primula vulgaris）。

其他　藥草

上學不頭痛果凍

蓮香報春花花朵……一把
水……150 ml
檸檬汁……少許
血橙汁……少許
有機檸檬檸檬的皮……一小顆
香草豆莢裡的粉……一根
果膠糖（Gelierzucker 2:1）……100公克

作法：

1 把蓮香報春花（只取黃色的花瓣）和水、果汁加在一起，稍微煮滾
2 加入整片檸檬皮和香草豆莢粉，短暫滾一下後關火，靜置12小時
3 隔天再次稍微煮滾，然後過濾
4 將過濾後的汁液與果膠糖再次煮滾，趁熱分裝至玻璃瓶，並將瓶蓋旋緊

這款果凍一樣可以提振免疫力，而且嚐起來真是美味，您一定要試試；把它塗在麵包上，嚐起來就像蜂蜜一樣好吃喔！

繁縷
Die Vogelmiere
Stellaria media

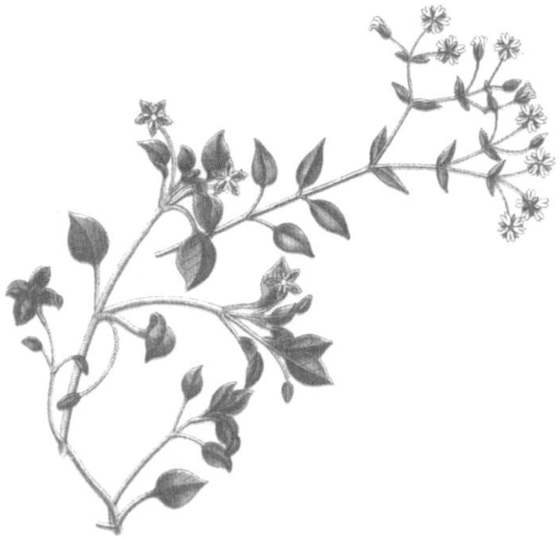

繁縷又俗稱「雞腸」，因為它會形成長長的捲鬚，裡頭又有柔韌的絲線。繁縷屬於石竹科植物（*Caryophyllaceae*），早在新石器時代就已經在歐洲現蹤，很早就成為重要的保健營養來源，因為富含多種維生素及礦物質鐵、鉀、鈣、鎂、磷、矽酸，除此之外，還有皂素、單寧酸、蛋白質等等。大家都說，只要二十公克的繁縷，就能滿足一個大孩子一日所需的維生素C了。

繁縷的莖通常多少會貼著地面，它的小葉片和白色花朵小巧柔嫩、不引人注意。實際上一整年都找得到繁縷的身影，連冬天也可以。基本上繁縷全株可用，不只可作為新鮮蔬菜上桌。另外，繁縷茶在不同類型的感冒和支氣管炎皆能派上用場，它也能處理便秘和皮膚出疹的狀況。用繁縷做成的浸浴劑或沖洗劑，能緩解諸如異位性皮膚炎和牛皮癬患者偶爾會遇到的奇癢症狀。

我們還可以利用繁縷製作身體保養用油或是油膏，用來處理異位性皮膚炎和牛皮癬問題，擁有很好的療癒力以及止癢功效。為此，我們先製作繁縷浸泡油（可參考二〇八頁浸泡油製作），然後再用浸泡油做成油膏。

如果要快一點的話，我們也可以用以下方式製作繁縷油膏。

其他　植物油　藥草

繁縷止癢油膏

- 新鮮繁縷（取正在開花的藥草）……一把
- 甜杏仁油……150 ml
- 蜂蠟……15公克

作法：

1 將藥草與植物油混合，以大約攝氏65度的溫度溫熱一到一個半小時

2 慢慢冷卻並靜置12小時

3 過濾之後，再把得到的藥油與蜂蠟混合

4 再次加溫，直至蜂蠟融化

5 充分攪拌後即可分裝至玻璃瓶內

（若您的孩子不能接觸蜂蠟，可考慮用25公克的可可脂來代替）

藥蜀葵
Eibisch
Althaea officinalis

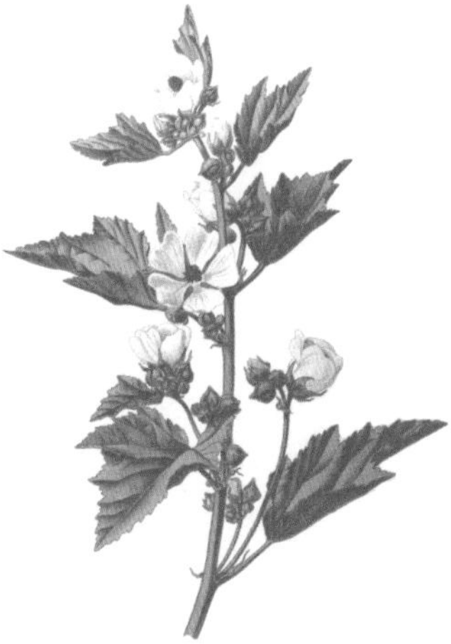

啊～我小時候多麼喜愛藥蜀葵糖啊！可惜今日越來越難買到了，不過，如果運氣好的話，還是能在某個糖果店找到它。

真正的藥蜀葵屬於錦葵科（*Malvaceae*），特別的地方在於，我們使用的部位是根部，含有黏液、皂素、單寧酸，因此對於久治不癒的咳嗽特別有幫助。當喉嚨已經紅腫、咳嗽時也會疼痛，這時讓黏液溫和地覆蓋在飽受刺激的黏膜上，也就不再那麼痛了。

想要親手製作藥蜀葵糖的人，可以在網路上找到一些配方，不過會出現在美語「Marshmallow」的搜尋結果裡。精確地說，這是一種藥屬葵麵團，不過今日大部分配方會用明膠來取代藥蜀葵根。遺憾的是，這種用明膠做的「糖果」沒有根部做成的藥屬葵糖所擁有的療效。

我們用藥蜀葵葉、藥蜀葵根、甘草木、和各種錦葵花來製作藥蜀葵茶茶飲，為了溶解藥屬葵所含的黏液，藥蜀葵茶要用冷水調製。藥蜀葵糖漿對感冒也很有幫助，而且嚐起來很不錯！

其他　藥草

藥蜀葵糖漿

藥蜀葵根……20公克
低濃度酒……10 ml
水……450 ml
糖……600公克

作法：

1 將藥蜀葵根切碎
2 混和低濃度酒與水，再將混合液緩緩倒在碎根上
3 靜置六小時後過濾，加入糖煮滾直到糖溶解
4 冷卻後裝瓶並旋緊瓶口

此糖漿當然不適合小嬰兒，雖然它已幾乎不含酒精，但還是保險為上！

Chapter 3

年齡專屬
嬰幼兒、學齡兒童、青少年

Section 1

Welcome, Little Darling!

新生嬰幼兒時期

特別為Baby設計的配方

未滿六個月的嬰兒只有在處理嚴重不適的時候才須動用精油，平時使用純露、植物油、順勢療法[1]、帕氏植物酊劑（spagyrische Mittel）[2]或茶飲會是更好的選擇。

每次在嬰兒身上使用製劑之前，請務必在手肘內側做個簡短的過敏測試。若出現發紅、發癢、起疹子等症狀，我們就認定身體不耐受，那麼就不要使用這個配方油，就算我們認為這配方有助於個案的病症也一樣！

您也要考慮到，其實植物基底油也跟精油一樣，有可能會引發嬰兒過敏，因此請您先花點時間在一小處皮膚上測試一下。

歡迎你，親愛的小傢伙！

您的寶貝才剛「孵出來」，就只有幾天大而已？那就用柔和的玫瑰香氣來寵愛一下您自己和孩子吧！

在薰香燈上放點玫瑰純露，這能安撫嬰兒和自己。若您是初次生產，那更需要了，這柔美的香氣能溫和地幫助整個家庭度過這段適應及變動期。

1
審訂註：順勢療法 Homeopathy 為一種盛行於歐洲國家的輔助療法，使用特殊製作的小糖球為治療媒材。

2
譯註：德文 Spagyrik 或是英文 spagyric 和煉金術（alchemy）有相同的意思，但這裡指的是一種草藥製劑，主要是依據十五世紀煉金學家帕拉賽爾斯的構想，用煉金術的方法做出來的植物酊劑。二十世紀時德國和美國還有一些人在追尋此道，如 Alexander von Bernus 和 Albert Riedel。

助眠棉花球

精油

- 真正薰衣草……1滴
- 紅桔……2滴

您只需要一顆大一點的棉花球，在上頭滴上以上配方，把這顆棉球擺在嬰兒床的上方，或許小寶貝的柵欄床上頭已經掛著旋轉吊飾了，那就是固定棉球的好位置。一顆棉花球就能扮演小嬰兒的助眠小幫手喔！這個好點子來自我課堂上的一位學員。

謝謝你，親愛的Inge！

半歲寶寶按摩油

精油　植物油

- 甜杏仁油……50 ml
- 真正薰衣草……1滴
- 花梨木……2滴
- 紅桔……3滴

這款帶有紅桔香氣的按摩油適合半歲以上寶寶。

自製嬰兒濕紙巾

純露　其他

- 蒸餾水……550 ml
- 液態鈉皂（也可用肥皂碎絲）……2湯匙
- 玫瑰純露……2湯匙
- 蘆薈膠……1湯匙
- 薰衣草浸泡油……1湯匙
- 維生素E……10滴
- 廚房紙巾[3]……對半裁切

在容器裡倒入混合了以上成分的液體，放入廚房紙巾，讓紙巾慢慢吸飽；再將紙巾中間的紙卷軸抽出，這樣我們就可以從內圈開始盡情取用濕紙巾了。

半歲寶寶按摩油（替代配方）

精油　植物油

- 甜杏仁油……25 ml
- 杏桃核仁油……25 ml
- 真正薰衣草……2滴
- 羅馬洋甘菊……2滴

3 審訂註：因紙質不同，建議台灣讀者可使用不織布製作

寶寶舒緩盆浴配方

精油　其他

- 奶精球 …… 1至2顆
- 羅馬洋甘菊 …… 1滴
- 玫瑰 …… 1滴
- 花梨木 …… 1滴

寶寶滋潤沐浴油

精油　植物油

- 葵花籽油 …… 90 ml
- 沐浴用液態卵磷脂（Fluidlecithin BE）…… 10 ml
- 真正薰衣草 …… 10滴
- 紅桔 …… 5滴

沐浴油能帶給孩子溫暖，並為他的皮膚貼上一層柔細滋潤的油膜。浸浴一次使用約2.5 ml，勿過量使用。

嬰兒用溫和沐浴露

純露　植物油　其他

- 界面活性劑（Facetensid）…… 50 ml
- 甜菜鹼（Betain）…… 10 ml
- 蔗糖椰油酸酯（Sanfteen）…… 5公克
- 玫瑰純露（Aqua rosae）…… 150 ml
- 甜杏仁油（Prunus dulcis）…… 5 ml
- 乳霜用液態卵磷脂（FluidlecithinCM）…… 2 ml
- 增稠劑（Rewoderm）…… 12 ml

將界面活性劑、甜菜鹼、蔗糖椰油酸酯充分混合，接著倒入純露攪拌；再攪勻甜杏仁油和液態卵磷脂，加入剛剛的混合液；最後再加入增稠劑，把全部材料充分混合。

幼兒洗髮乳（半歲以上可用）

精油　其他

- 中性洗髮乳基底 …… 30 ml
- 紅桔 …… 3滴
- 真正薰衣草 …… 1滴

脂漏性皮膚炎

新生兒脂漏性皮膚炎是種很不舒服的症狀，在頭皮上會出現乾硬的表皮，要花不少力氣、且要很小心才能移除。出現脂漏性皮膚炎表示孩子的淋巴系統有點虛弱，而可以順便一提的是，當這孩子長大一些，身上也可能會出現乾性濕疹和異位性皮膚炎，當然這只是可能，並不必然如此。

在孩子入浴前，您可使用以下配方輕柔地塗抹在脂漏性皮膚炎處，不要抓也不要摳，因為隨著溫水，脂漏性皮膚炎很快便會開始自行脫落。不過請別失去耐心，只處理一次是不夠的。

精油　植物油

脂漏性皮膚炎配方油

甜杏仁油	20 ml
金盞花浸泡油	10 ml
羅馬洋甘菊	1 滴
真正薰衣草	1 滴
大馬士革玫瑰	1 滴

溫暖包裹療法

您的小寶貝正遭受著大部分新手媽媽最害怕的新生兒腸絞痛嗎？如果是這樣，有個簡單的辦法可以幫助他，就是「包暖暖」。用這個方法可以很快地安撫正在絞痛的小肚子。

關於新生兒腸絞痛有個重要觀念您必須了解，「這不是消化道的問題」。這往往是因為孩子在啼哭時吞入太多空氣，腸絞痛就是肇因於這些無法順利排出的空氣。通常孩子會啼哭喊叫是因為沒有好好處理、無法「消化」一日下來所經歷的事情。

鬆鬆地包住孩子從手臂到整個身體的溫暖包裹法，能幫助您的寶貝更順利克服腸絞痛的症狀。

精油　植物油

脹氣時的驅風油

甜杏仁油	25 ml
甜茴香	1 滴
小茴香	1 滴
芫荽籽	1 滴
紅桔	2 滴

用此配方在孩子肚子上順時針溫和地按摩。

4
審訂註：此處原文「另外，母體在懷孕期間所攝取的鐵質也可能對孩子的胰腺造成負擔，以至於出現乳糖不耐症。鐵質就像其他（重）金屬元素一樣，能通過胎盤，所以一旦過度攝取，就會儲存在母體和嬰兒的肝臟和胰臟裡。」然台灣醫療保健皆無此理論或觀點，故不建議讀者參考。

精油 植物油 其他

腸絞痛溫暖包裹法

甜杏仁油……1茶匙
芫荽籽……1滴
預熱過的絨布巾或嬰兒包巾……一件
墨爾頓呢絨布（40 x 40公分）……一面
預熱過的羊毛連身內衣……一件
羊毛小帽……一頂

作法：

1 在甜杏仁油裡滴入芫荽籽精油後稍微加熱（請用手腕內側測試一下溫度）
2 加熱好的配方油塗在墨爾頓呢絨布上，平貼在孩子的小肚子上
3 放上羊毛或是羊毛枕
4 最後用暖暖的絨布巾或包巾把孩子包裹起來

現在，抱著您的孩子，找一個舒適的地方坐下，然後把孩子放在您的肚子上，我們稱之為「袋鼠法」。就這樣坐著，維持大約半小時。您會看到孩子的小肚子恢復平靜的速度有多快，而且，更令人振奮的是小嬰兒不再哭鬧了！

天冷時給小臉蛋和小手手的保護

當外頭正在刮著風、下著雪，空氣也正寒冷，有時候我們還是會想離開家，帶著小孩子到外頭散散步。儘管孩子這時在嬰兒車裡已經包得很緊實，保護好幼嫩的嬰兒皮膚還是非常重要。

精油　植物油　其他

天冷時的防護臉部油膏

荷荷芭油	50 ml
蜂蠟	3 公克
魚肝油	2.5 ml
紅桔	4 滴
花梨木	2 滴

精油　植物油　純露　其他

天冷時的防護嬰兒乳霜

甜杏仁油	30 公克
蜂蠟	2 公克
植物乳化劑	5 公克
液態卵磷脂（Fluid lecthin）	1 公克
泛醇（D-Panthenol）（維他命原B5）	2 ml
玫瑰純露	40 公克
真正薰衣草	2 滴
紅桔	2 滴

作法：

1 將植物油、蜂蠟、乳化劑、液態卵磷脂一起隔水加熱

2 同時用另一個容器加熱玫瑰純露

3 當蜂蠟和乳化劑溶解後，倒入加熱好的玫瑰純露再拌入泛醇

4 滴入全部精油，使用小型攪拌器徹底攪拌

5 將成品倒入霜罐即可。保存期限約三個月

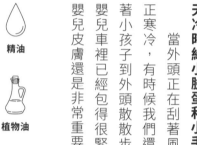

小嬰兒的異位性皮膚炎

有時候非常小的嬰兒也會被診斷為「異位性皮膚炎」患者，這個疾病通常取決於基因，比如父母有一方患有過敏症。異位性皮膚炎能由完全不同的東西引發，一方面可能因為外來物，另一方面也很常肇因於食物。

不論是何種情況，都是皮膚受了損傷，因此皮膚是照護的重點。包含月見草油的配方很適合用來作為照護用油，因為月見草油富含γ次亞麻油酸。然而，在嬰兒階段我們先不要使用精油，等到孩子大一點了再添加精油，不過務必用低劑量！

小嬰兒的異位性皮膚炎配方油

植物油

甜杏仁油	20 ml
蘆薈油	6 ml
月見草油	4 ml

注意！在您的寶貝六個月大以前，原則上我們不在配方裡添加精油。

幼兒的異位性皮膚炎配方油

精油

植物油

甜杏仁油	20 ml
蘆薈油	6 ml
月見草油	4 ml
稀釋在荷荷芭之中的玫瑰[5]	2 滴
真正薰衣草	2 滴
松紅梅	2 滴
岩玫瑰	1 滴

這支配方適用六到九個月大的幼兒。

5 譯註：作者應該是指市面上常見的、稀釋到3%、5%或10%來販售的大馬士革玫瑰精油。下文會出現的「用荷荷芭稀釋過的橙花」也是同樣意思。

尿布疹緊急護理

遇到這種情況，使用玫瑰純露製成的沖洗劑是首要措施。以下的配方能作為進一步的照護用油，這也能調製成油膏的形式（請參考二〇九頁的油膏製作）。

注意！請務必注意產品標示，在小嬰兒或幼兒身上使用純露前，一定要確定純露完全不含酒精[6]！

尿布疹照護油

精油　植物油

甜杏仁油……30 ml
花梨木……4 滴
真正薰衣草……1 滴

尿布疹配方油

精油　植物油

甜杏仁油……20 ml
金盞花浸泡油……10 ml
真正薰衣草……2 滴
松紅梅……3 滴

6 審訂註：有些純露會添加酒精，以增加其保存的穩定性。

嬰兒爽身粉

精油　植物油　其他

米蜜粉（Reispuder）……30 公克
白高嶺土（Bolus alba）……15 公克
甜杏仁油……2 公克
真正薰衣草……2 滴

把這些材料放入旋蓋玻璃瓶裡，搖勻即可。嬰兒爽身粉能預防一些小傷，特別是在皮膚皺摺處，同時還能在小嬰兒全身皮膚裹上一層細緻的膜。

玫瑰純露

純露

玫瑰純露是護膚用品裡最重要的角色之一，不管是臉部清潔、或是嬰兒屁股擦破皮、甚至是結膜炎。

你知道可以直接噴灑玫瑰純露，房間聞起來就會香香的嗎？還可以噴在枕頭上和睡衣上喔，這樣你就會覺得自己像公主一樣！

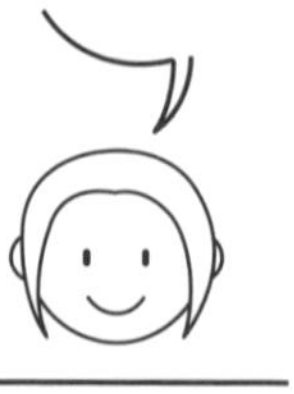

Helena（五歲）的小分享

長牙

小嬰兒長牙的時候臉頰會痛，什麼東西都往外流出。除了小糖球[7]之外，可以在臉頰塗上一層薄薄的溫和複方油直至吸收。

精油　植物油

小兒長牙舒緩油

甜杏仁油	20 ml
羅馬洋甘菊	1滴

7 譯註：小糖球（Globuli）是種白色小球，是順勢療法及其他另類療法中常常會用到的藥方。

拉肚子

小孩拉肚子時，一匙一匙餵孩子吃磨細的蘋果泥就有幫助。蘋果內含的果膠能幫助調節消化功能，因此也能阻斷腹瀉的症狀。

有個替代方案是：

藥草

抗腹瀉覆盆莓茶

作法：

1 兩湯匙的覆盆莓乾加入一杯冷水後煮滾

2 熬煮大約十分鐘，過濾即可飲用

一日最多喝三次，每次一杯。

注意！千萬不要用新鮮的覆盆莓來泡製茶飲，會有腹瀉的效果！

如果您的孩子正在腹瀉，要特別注意流質的補給。優質的自來水、無氣泡礦泉水、或是清淡無油質的蔬菜湯也行，這些都能幫助維持體液的穩定。

「哭鬧兒」該怎麼辦？

愛哭鬧的嬰兒建議可由嬰幼兒顱薦骨治療師協助處理，因為孩子的鬧喊常常是由於出生過程時產生的疼痛影響，大部分是由於極微小的脊椎骨移位或是通過產道時的壓力所造成。

此時我們也能運用精油，帶著慈愛關注來減輕這位剛來到世上的小小孩的不適。很多時候，在他的泡澡水裡添加一點玫瑰純露也就足夠了；運用鎮定安撫配方油也能給予小嬰兒溫柔的呵護。

8
審訂註：原書編列於幼兒園時期，但台灣實際發生時間較早，約一歲左右。

精油
植物油

哭鬧安撫配方油

甜杏仁油 …… 20 ml
千葉玫瑰或大馬士革玫瑰 …… 2 滴

在小瓶子裡混合這兩樣成分，在孩子沐浴後用幾滴配方油塗抹在身體上。

純露

嬰兒玫瑰疹 8

我們應該一方面保持室內空氣清新，為空間除菌，這時候使用空間噴霧是我們最佳的利器。另一方面，用玫瑰純露或薰衣草純露製成的沖洗劑也能讓孩子覺得舒服一點。

Section 2

Kindergarten & Elementary School

幼稚園和小學時期

在幼稚園和小學前幾年，孩子們時常會遭受各式各樣的兒童疾病侵襲。水痘、猩紅熱、麻疹等等都很常見，而且還有真的會大流行的流感。我們無法完全保護孩子免於這些疾病的侵擾，不過這樣其實也很好！因為唯有在童年就經歷這些疾病，他們長大成人後才有足夠的抵抗力。

遺憾的是，我們無法用精油來對治那些「真正的」兒童疾患。不過我們能夠緩和伴隨疾患而來的症狀，或是用精油來支援孩子的自體療癒力。

精油

植物油

預防感冒足部按摩油

甜杏仁油	30 ml
真正薰衣草	2 滴
暹羅安息香	1 滴
甜橙	4 滴

泡完腳後，可以再用細緻的按摩油塗敷孩子的小腳。

要是可以，我真的每天都可以泡腳，太舒服了！

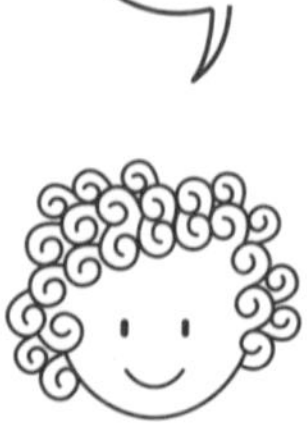

Anna（七歲）
的小分享

預防感冒足浴配方

藥草　精油　其他

- 死海海鹽……1湯匙
- 真正薰衣草……2滴
- 白千層……1滴
- 乾燥的薰衣草或玫瑰花……半把

在寒冷的時節，有個特別適合孩子的精油或藥草預防方案「足浴」。在大臉盆裡裝滿舒服的溫水，加入此配方後讓孩子的小腳浸入水中，只要水夠暖就一直泡。

我們也可直接使用薰衣草及玫瑰花茶包，來替代這個配方。這樣對身體也有助益，並增強免疫系統。

喉嚨痛舒緩配方

精油　植物油

- 金盞花浸泡油……25 ml
- 歐白芷根（Angelica archangelica）……2滴
- 白千層……2滴
- 檸檬……2滴

流行性腮腺炎（Ziegenpeter）和猩紅熱總是伴隨著喉嚨痛，這個配方能舒緩喉嚨痛，先充分混合後，輕柔地將配方油塗抹在脖子，並鬆鬆地繫上一條溫暖的圍巾。

百日咳和哮吼的空間薰香配方

精油

- 絲柏……5滴
- 真正薰衣草……1滴
- 白千層……1滴
- 葡萄柚……3滴

感染百日咳和哮吼這兩種疾病的孩子都非常辛苦，我推薦這個配方來減輕他們呼吸的不適。混合後，取最多三滴來薰香。

Martin mag nicht schlafen gehen

海倫和阿歷的白點點：水痘的故事

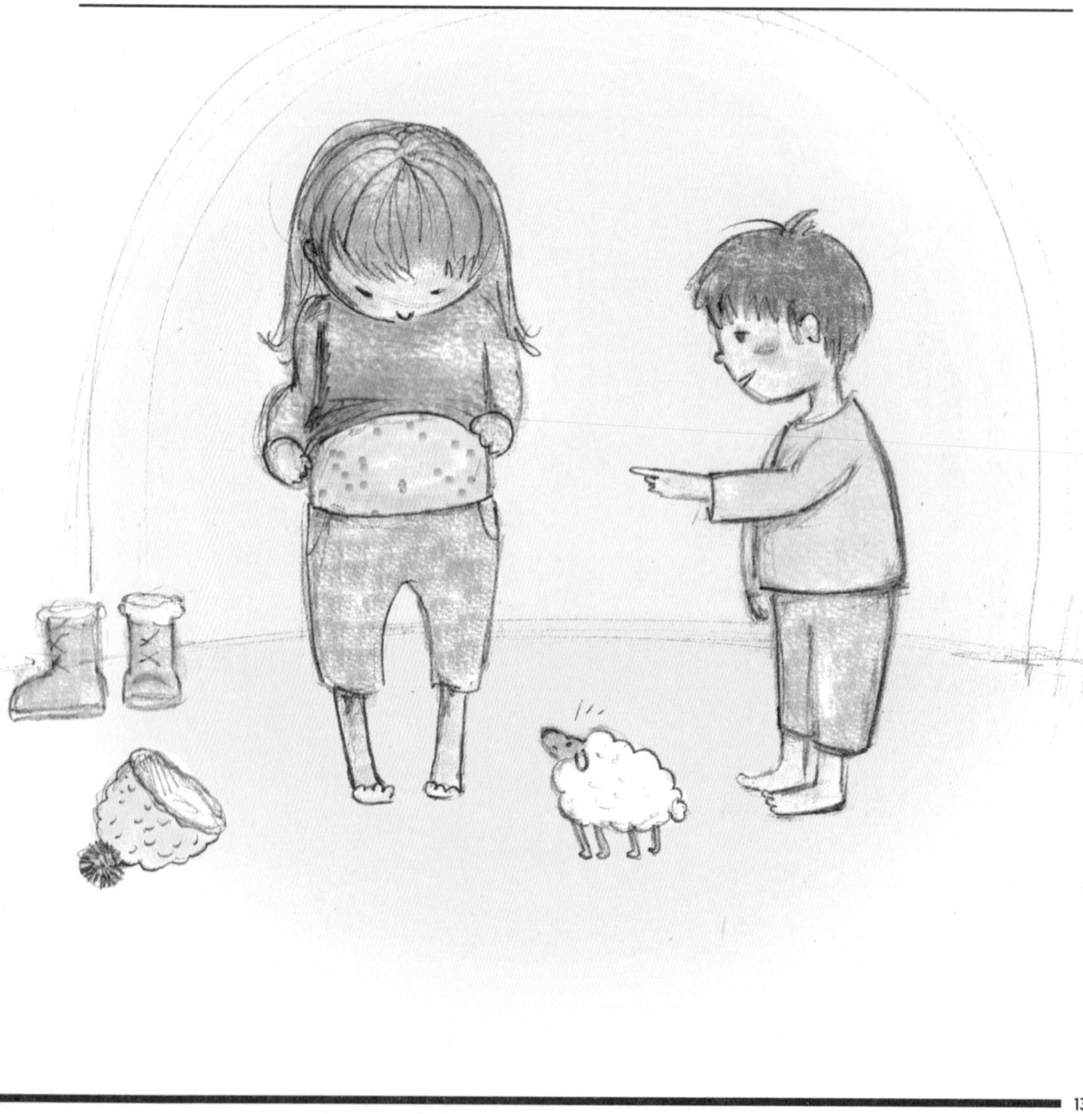

幼稚園的利西阿姨打電話到海倫和阿歷的家裡：「現在幼稚園裡有人得了水痘，麻煩您仔細看看您孩子身上是否有長紅色小點點。如果有的話，請別來上學，這樣就不會傳染給其他孩子了。」

媽媽嘆了口氣，水痘啊，怎麼剛好是現在！好不容易雪積到可以去滑雪了！這樣我們就什麼都不用玩了啊！

她喊來海倫：「小倫，我們要來看一下你的肚肚上有沒有紅色小點點。」「媽，我才沒有咧！」

「不管怎樣，我們來檢查一下。」媽媽邊說：「喔，你脖子這裡真的有一些耶，還有肚肚這裡也有。我們要去找醫生確定一下是不是真的是水痘。」

「媽，那阿歷咧？」海倫問：「阿歷沒有小點點嗎？」「小倫，我要檢查過才知道啊！」

「阿歷，來一下！」媽媽喊他，阿歷就蹦蹦跳跳地過來了，媽媽也看了看阿歷的身體，他還沒有長小點點，因此媽媽就帶著海倫去找醫生。

醫生笑著說：「海倫，水痘會持續幾天，等到這些小疱都痊癒了，妳就可以回去學校啦！」

「媽！我們可以打電話給外婆嗎？」海倫問道。媽媽撥了外婆的電話，告訴她海倫得了水痘的事。「可愛的小傢伙，妳得了羊痘痘啊？」外婆一派輕鬆地說著：「我現在就帶著我的魔法配方過去。」

外婆帶著她的搖搖擦洗劑來了，在每個小疱疹上面點了一個白點點，看起來很有趣，而且對海倫很有幫助，因為這些小疱疹已經開始癢了。這個搖搖擦洗劑讓皮膚鎮定下來，而且突然就不癢了！

喔，一週後阿歷的小肚肚上也發了小疹子，不過還好媽媽有替他留一些外婆的搖搖擦洗劑，現在兩個孩子全身都點滿了白點點。

爸爸不把水痘叫做水痘，他跟孩子說：「我的小羊們，現在你們都長了羊痘痘啦！」海倫心想，她還真沒聽過一個病有兩個名字的！

「現在你們身上的點點就像雪一樣白」爸爸又說：「草地上的雪還會留個幾天，等你們兩個都好了，我們大家就一起去滑雪。」

水痘配方油

精油　植物油

- **瓊崖海棠油**……**5 ml**
- **金盞花浸泡油**……**5 ml**
- **岩玫瑰**（Cistus ladanifer）……**2 滴**
- **真正薰衣草**……**1 滴**
- **綠花白千層**……**2 滴**

孩子感染水痘時，我們不只能用二一〇頁的搖搖擦洗劑對抗搔癢症狀和發炎的小疱，還可以使用配方油。將這個配方裝在小瓶子裡，在小疱處輕輕點上油。塗上配方油前，建議用溫和的香蜂草純露噴灑皮膚，可達到額外鎮定的效果。

「不要嘗試把任何人變得像你自己一樣。要知道，有一位你這樣的人就已經夠了。」

——**愛默生**（Ralph Waldo Emerson）

到底什麼是「注意力不足過動症」（ADHD）？什麼又是「注意力不足症（ADD）」？面對這些疾病我們能做什麼？

「ADHD」這個縮寫的原文是「Attention deficit and hyperkinetic disorders, ADHD」，而就我看來，有些充滿活力的孩子太早就被貼上這個診斷標籤了。相較之下，「ADD」的孩子是一群小小夢幻家，他們大多時間生活在幻想世界裡。

基本上，下此診斷的根據是某些心理社會因素造成了注意力失調。而此病症的症狀主要是運動功能失調、社會互動不良、還有無法定義的焦慮、睡眠困擾及其他心理問題。造成過動症的原因當然有很多，但很遺憾我們還未能完全解釋清楚這個病症，眾人猜測的方向相當廣泛，從營養吸收不良到疫苗接種傷害都有。

從以前就常常有父母帶著診斷為ADHD的孩子來找我，因為他們無法與這個診斷和平共處，開立的藥對他們也幫助不大。大多時候，醫療處置完全不是針對孩子的需求與困難點，他們就只是被「貼標籤」而已。若您的孩子被確診為ADHD，請不要焦慮！我能確定，有種配方組合常常能夠改善這些孩子的「處境」，這組合是以實測有效的巴赫花精搭配精油療法。

父母們都能給孩子很多實際的幫助，在孩子的背上和腳底塗上特選的精油配方，再加上父母給予相應的關注，常常就可以讓孩子突然間「正常了」起來。

精油　植物油

ADHD 鎮定配方油

甜杏仁油……25 ml
荷荷芭油……25 ml
岩蘭草……1滴
大西洋雪松……1滴
香草……1滴
暹羅安息香……1滴
真正薰衣草……2滴
血橙（Citrus sinensis 'Moro'）……2滴

這個推薦配方能讓人非常放鬆和鎮定，給大約五歲以上的孩子使用。不只能放鬆，與常用的藥物相較甚至沒有任何副作用。每個晚上或是每個早上，用此配方塗抹腳底。在背部塗抹此配方時，應該從頭往腿的方向擦。如果規律使用此配方，對您的孩子一定有助益。

精油　植物油

ADHD 安撫配方油

紅桔／羅馬洋甘菊／真正薰衣草／玫瑰天竺葵／香草／檀香／安息香／零陵香豆／香桃木（任選2至3種）……共6滴
甜杏仁油……30 ml

您也可以和孩子一起配製一個配方，作為與上面配方替換使用。讓您的孩子從右列香氣中挑選二到三樣，再以甜杏仁油調配成香氣配方。

精油　其他

ADHD 放鬆沐浴配方

奶精球……1至2顆
蜂蜜……1茶匙
讓孩子選精油（但請別用薄荷）……3滴

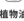

注意力不足症（ADD）

不過針對ADD兒童，做法就有點不一樣。若他們還未滿七歲，我們就該讓他們活在自己的世界裡。偉大的人智學家魯道夫．史代納（Rudolf Steiner）說過，直到開始換牙，幼兒期才真正結束；也只有到那時候，孩子才準備好要步入真實生活。

因此我大多會建議家長們讓孩子把全部時間都花在玩樂和幻想，不要過度督促或逼迫他。等孩子要過渡進入學校生活及「正常」現實生活時，我們可以用以下配方讓他們輕鬆一點。

活潑清醒配方油

精油　植物油

荷荷芭油	20 ml
甜杏仁油	30 ml
葡萄柚	5 滴
醒目薰衣草	1 滴
真正薰衣草	1 滴
暹羅安息香	1 滴

每天早晨用此配方油抹在孩子腳上，這能溫柔敦促孩子，讓孩子活潑又清醒，又不會讓整個人過於警覺的「站直直」。

孩子們也喜歡把這款配方裝在滾珠瓶裡，只要直接倒五毫升進滾珠瓶就可以了，這樣也可以在上學途中自己擦一點在手腕上嗅聞，會覺得既有活力又備受呵護。

精油

增強注意力薰香配方

白千層	3滴
花梨木	2滴
葡萄柚	4滴

注意力不集中時，取三滴配方油至薰香燈上。

精油　植物油

分離焦慮滾珠配方

甜杏仁油	30 ml
大西洋雪松	2滴
紅桔	2滴
稀釋的玫瑰	1滴

您的孩子因為準備要去一週的校外教學或是滑雪課程而產生分離焦慮嗎？這時候這個按摩油配方能夠帶來幫助！將此配方裝在一個滾珠瓶裡，這樣您的寶貝就可以自己塗在手腕脈搏處，這能使他鎮定下來，有種被溫暖包圍的感覺！

Section 3

Puberty & School stress

青春期，轉大人，學業壓力

青春期的少年少女已經不是兒童了，但也還不是大人，這該說是遺憾還是幸運呢？生命的這個階段往往是個相當分裂不和的時期。因此我們這時候也該留心，透過薰香配方或運用藥草來幫助他們達到內在的和諧。

不論是小伙子還是小姑娘，這段時期的年輕人都特別喜歡檀香之類的木質香氣。像歐白芷根般泥土香氣也很適合他們。當荷爾蒙起起伏伏時，玫瑰天竺葵或快樂鼠尾草也能幫他們一把。

精油

喜歡自己配方

- **廣藿香**（Pogostemon cablin）…… **1滴**
- **玫瑰天竺葵**（Pelargonium graveolens）…… **1滴**
- **快樂鼠尾草**（Salvia sclarea）…… **1滴**
- **暹羅安息香**…… **1滴**
- **葡萄柚**…… **5滴**

我們一定聽過這種話：「沒有人喜歡我，我一點也不喜歡我自己。」這時，我們可以用這個配方油製作不同的產品：加入50 ml的甜杏仁油時可以塗抹在身上；或者直接取三滴油用來薰香；還可以滴一兩滴到手帕或是毛氈布上，把愛自己的香氣隨身攜帶！

精油　其他

感覺和諧沐浴配方

- 蜂蜜……2湯匙
- 甜橙……3滴
- 廣藿香……1滴
- 真正薰衣草……1滴

將以上成分混合，倒入泡澡水裡。您也可以把這些精油調製成淋浴配方，只須去除蜂蜜將精油加入30 ml中性洗浴精基底即可。

廣藿香
Patchouli
Pogostemon cablin

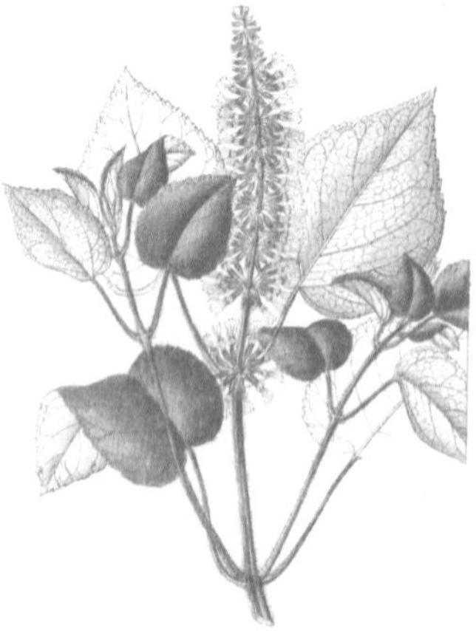

下面我來簡介一下配方裡有用到的精油：

廣藿香屬於唇形花科（*Lamiaceae*），主要源出於印度、中國及塞席爾群島。十九世紀的歐洲早已運用廣藿香精油來為菸草和化妝品增添香氣。同時也是一九七零年代「權力歸花兒世代」[1]（Flower-Power-Generation）的代表香氣。

這款精油擁有極佳的護膚及抗感染特性，在心理層面上能給予人勇氣、決心和走自己道路的力量。那股濃厚的土地氣息讓人感到放鬆與滿足。對於神經系統，低劑量使用廣藿香會有提振的效果，高劑量則能放鬆。

1 譯註：經歷長期越戰，美國社會在一九七〇年前後發起了一波反戰、非暴力運動，以花朵象徵和平以及對戰爭的厭惡。嬉皮們承接了這波運動的精神，也愛在衣服飾品上運用花朵這個象徵物。作者此處指的是嬉皮們特別喜歡使用富有東方風味的廣藿香。

快樂鼠尾草
Muskatellersalbei
Salvia sclarea

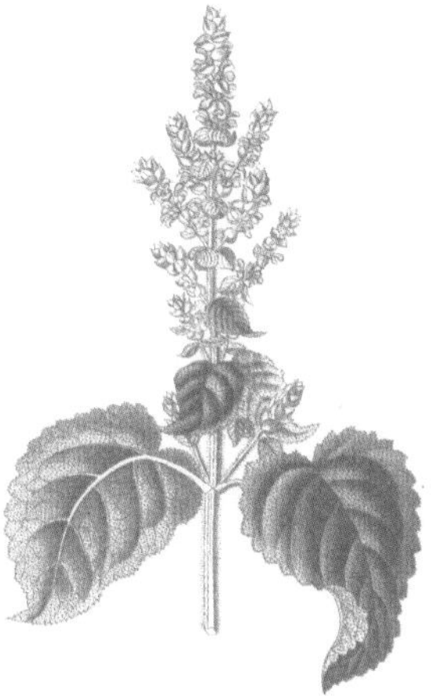

這種身形高大又外展的鼠尾草品種同樣屬於唇形花科植物（*Lamiaceae*），在西元後的幾百年間，人們利用快樂鼠尾草來為葡萄酒增加風味，當時就被種在葡萄藤之間。

這儀表堂堂的植物所萃取出的精油能對呼吸道產生鎮定安撫、化解痙攣的效果。在心理層面，快樂鼠尾草是公認的抗焦慮好幫手。此外也能協調荷爾蒙起伏不定的狀況，這剛好就是青春期常見問題背後的原因。加在「喜歡自己配方」裡，當人情緒像坐雲霄飛車，就是快樂鼠尾草發揮支援的時候了。

玫瑰天竺葵
Rosengeranie
Pelargonium graveolens

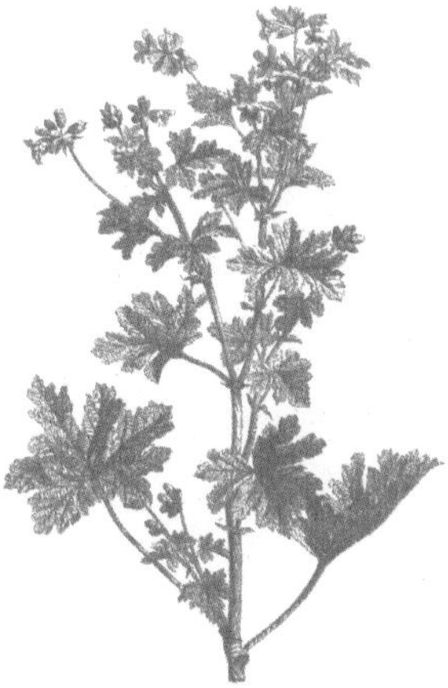

玫瑰天竺葵也稱為芳香天竺葵，屬於牻牛兒科（*Geraniaceae*）。源出於南非，和我們歐洲本土的天竺葵品種是遠親關係。

玫瑰天竺葵精油能對抗壓力的形成，有很好的平衡效果。如同快樂鼠尾草，香氣能使人開朗、有助於抗焦慮，也能對抗驚恐不安和不滿的情緒。特別適合用在情緒負擔過重還有不平衡的狀態，對於人體荷爾蒙製造也能發揮一般性的調節作用。

而用在身體層面，能減緩發炎和痤瘡的症狀、促進傷口癒合。人們會如此評論玫瑰天竺葵精油不是沒有道理的：「既贏得心靈的歡心，又能呵護皮膚。」

暹羅安息香
Benzoin Siam
Styrax tonkinensis

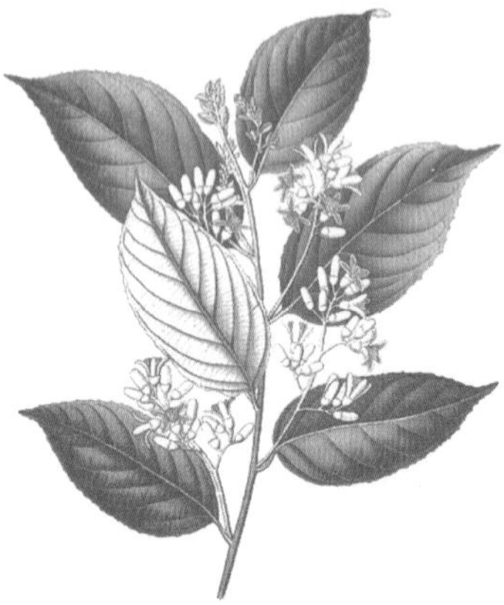

安息香樹是原生於印尼的熱帶喬木，它的樹脂有多種作用：一方面被添加在眾多天然保養品裡，發揮抑制發炎、抗感染、抗菌功效；另一方面，溫暖的香氣也傳遞了安全感。安息香確實是暖心油。

我經常用暹羅安息香來處理各式症狀：痤瘡、支氣管炎、咳嗽、緊張和壓力。往往正是這些「小大人」最需要這一點點的溫暖和安全感。請您少量地使用安息香，不論是用於薰香、身體用油、乳霜或油膏。順便一提，安息香原精不適合塗抹在嬰兒的身體上。

我們前面已經談過學習困難的用油，也試過助學香氣瓶了，不過真正的學業壓力常常是從青春期才開始，因此我們現在也可以用一些與小學時期不同的香氣。

大西洋雪松
Atlaszeder
Cedrus atlantica

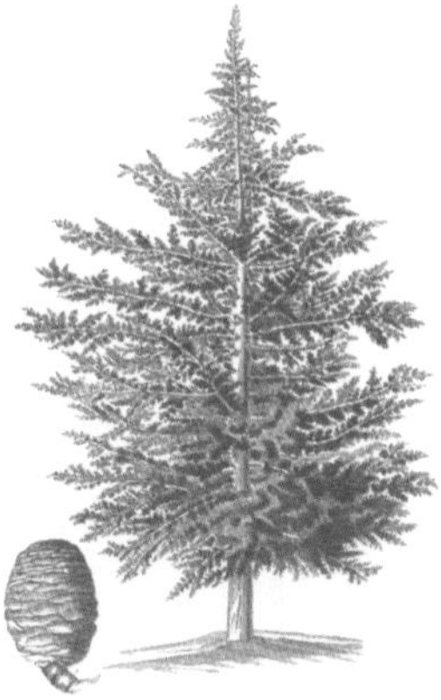

屬松科植物（*Pinaceae*）的大西洋雪松長得相當高大。精油聞起來有點像剛削過的鉛筆。由於特殊的組成，讓此精油具有回歸內心與鎮定安撫的效果，同時也帶來力量、勇氣與能量。

順便一提，用在感冒、喉嚨沙啞、痤瘡、牛皮癬、皮膚搔癢等症狀的效果很好。對青春期的人來說，少量使用就很有幫助了。

精油　植物油

考前壓力退散配方

- **香蜂草**（Melissa officinalis）……1滴
- **大西洋雪松**……1滴
- **稀釋過的橙花**……2滴
- **葡萄柚**……4滴
- **荷荷芭油**……10 ml

這個配方能幫助處理學業壓力，也能消除考試前的焦慮。將配方裝進滾珠瓶裡並記得寫上標籤，需要時擦在手腕脈搏處嗅聞。

香蜂草
Melisse
Melissa officinalis

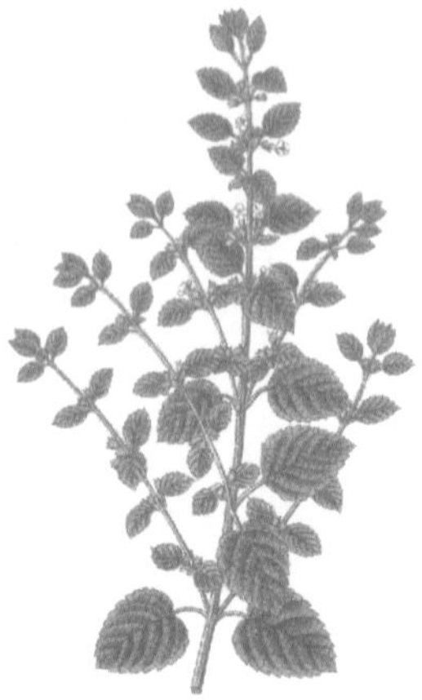

又稱為檸檬香蜂草，也屬於唇形花科植物（*Lamiaceae*）。是我們中歐地區最古老的藥用植物之一。順道一提，「Melisse」這個字是從希臘文來的，意思就是「蜜蜂」。純的香蜂草精油相當難買到，因此購買時要非常注意標籤上的標示！

早在中世紀，香蜂草就已是眾所皆知能夠安撫心臟的藥草，而且在一四八五年以德文印刷的藥草書《健康園圃》（Hortus Sanitatis）裡，就首次以婦女之藥來稱呼香蜂草。

時至今日，若有情緒強烈波動或是噩夢連連的狀況，香蜂草仍然是受歡迎的選項。它的香氣帶來一種平穩與泰然的心境。此款精油鎮定神經的功效是出名的，而且得到了科學的認可。對於無法平靜和飽受失眠之苦的人，都能從香蜂草獲益。不過，在孩子身上您只能用極少量的香蜂草精油，用了太高劑量的後果就是：頭痛。

香蜂草是種相當隨遇而安的植物，只要放任它，任何花園裡幾乎都能長。香蜂草糖漿（參考二二一頁糖漿製作）是適合一家大小的美味爽口飲品；而且香蜂草葉能使眾多甜點顯得更加精緻優雅；我們當然也可以直接吃這些葉片。

抗焦慮薰香配方

精油

千葉玫瑰……2滴
玫瑰天竺葵……2滴
紅桔……1滴
岩蘭草……1滴

這個配方能在焦慮發作時派上用場，取兩滴至薰香燈上，或滴一滴到手帕上。

考前冷靜以對配方

精油

植物油

檀香或阿米香樹……3滴
橙花……2滴
銀合歡……1滴
大馬士革玫瑰……2滴
真正薰衣草……1滴
岩蘭草……1滴
荷荷芭油……10 ml

把以上材料裝入滾珠瓶裡，塗抹在手腕脈搏處，這保證有幫助！另外，少年們也許會想拿掉玫瑰，也沒問題。

我很喜歡聞玫瑰的味道，但我不需要這麼多橙花，我覺得配方裡放一滴就好了。除此之外，這配方超棒的！

Konstantin（十二歲）的小分享

檀香
Sandelholz
Santalum album

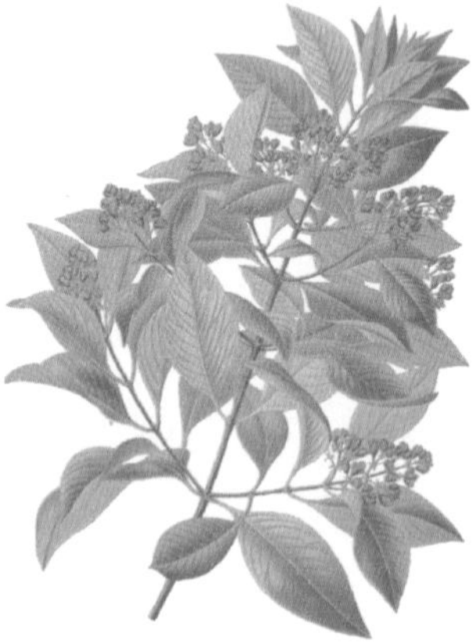

印度麥索爾的檀香樹樹齡至少要三十年以上，才能產出好品質的檀香精油。檀香與其故鄉印度的關係是牢不可分的，在印度檀香被加工成焚香用品、散發香氣的木雕藝術品，還有精油。Santalum album，也就是真正的檀香，已越來越稀有，價格上相對算昂貴。

阿米香樹（Amyris balsamifera）算是檀香的一種替代品，它又稱為「西印度檀香」，擁有類似的化學成分，連功效的大方向也可比擬麥索爾的檀香。兩種精油都很溫和，都能舒緩皮膚過於乾燥、發癢、痘痘肌膚等症狀。檀香和阿米香樹主要具有鎮定、協調勻和、溫暖、再生、及激發靈感等特性。很適合為躁動不安的心靈帶來鎮定感。

大馬士革玫瑰或千葉玫瑰
Rose
*Rosa damascena*或*Rosa centifolia*

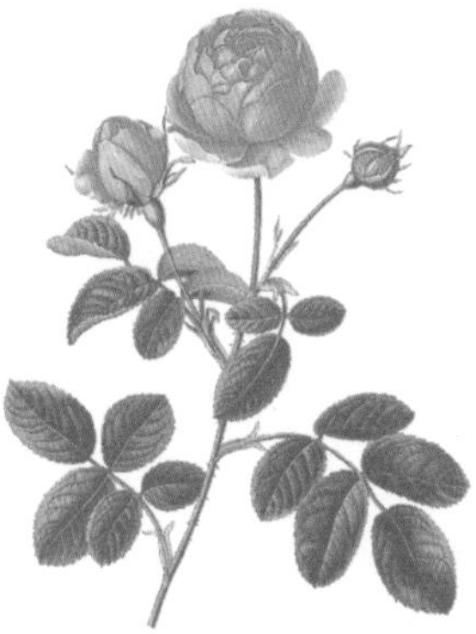

關於玫瑰我的建議是，若是要運用在身體上，請一定要購買蒸餾的玫瑰精油而非原精，相關標示您應該能在瓶身標籤上看到。有了蒸餾所得的玫瑰精油，您便擁有了一項美妙的工具，既可用在身體上、也可用來薰香。儘管香氣不如原精來的濃烈，但是孩子們大多偏好柔和的玫瑰芬芳。

在心理層面，玫瑰的氣息能夠發揮協調勻和、鎮定安撫、放鬆、紓壓等功效；另一方面也能增進我們的感知覺察力。玫瑰精油是大自然贈與我們最美好的禮物之一，能讓人打開胸懷、向愛與人性開放，也能協助處理歇斯底里、失望、沮喪、憂苦、與睡眠困擾等等症狀。在身體層面，玫瑰精油對於所有的病苦皆有助益：從氣喘到皰疹，從頭痛、噁心到初次來月經的不適。

銀合歡
Mimose
Acacia dealbata

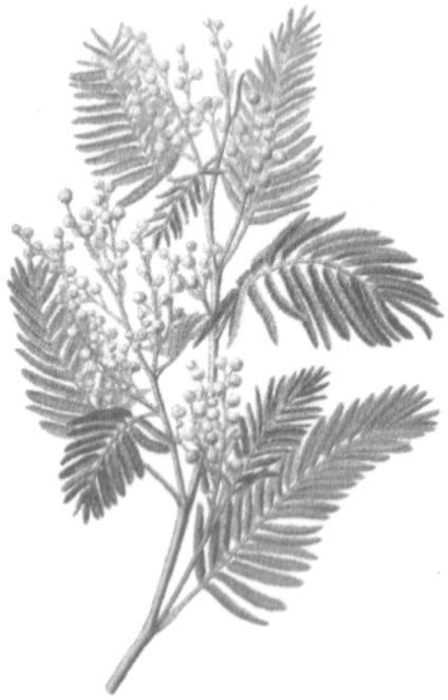

銀合歡又稱為「假銀合歡」（Falsche Mimose），這種金合歡屬植物的原精是藉由溶劑萃取其花朵而得。銀合歡是豆科植物（*Fabaceae*）的一員。

這款油是極佳的護膚產品材料，因為具有抗發炎、保濕、抗感染、收斂等功效。在心理層面，銀合歡的香氣能帶走焦慮，因此相當適合用在像課業壓力這種情況。

岩蘭草
Vetiver
Vetiveria zizanioides

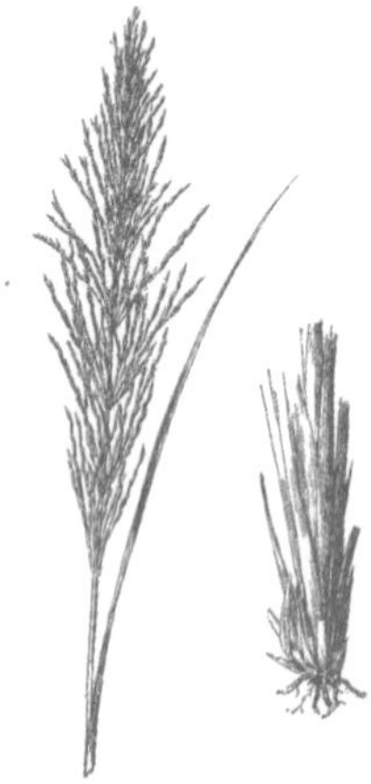

岩蘭草是一種草，主要的原產地是非洲、中國和印度，這些國家種植岩蘭草有一部分是為了防範土壤侵蝕的問題，因為它有相當深掘且強健的根系。精油即是由根部而得。

若我們單單嗅聞岩蘭草精油，那低沉而又極富土味的氣息，說真的不是每個人都能接受。不過如果我們少量地加在配方裡，岩蘭草的功效相當卓越。

岩蘭草的香氣能強化我們的心理層面，幫助我們對抗低落、壓力，並排除焦慮感。簡單來說：岩蘭草接地氣！這款精油在身體層面的功效也不容小覷：將岩蘭草加入抗痤瘡或濕疹的保養品裡，能幫助傷口迅速癒合。

考前放鬆泡澡配方

精油　其他

- 蜂蜜……1茶匙
- 檀香或阿米香樹……2滴
- 真正薰衣草……1滴
- 香蜂草……1滴
- 甜橙……3滴

在考試日之前做個放鬆泡澡很有幫助。有什麼能比真正薰衣草更好呢？要泡澡的話，可以將以上成分混合，溶入泡澡水內。

記憶力清晰薰香配方

精油

- 檸檬……4滴
- 橙花……2滴
- 檸檬薄荷……1滴
- 絲柏……1滴
- 荳蔻（Elettaria cardamomum）……1滴

減輕考試焦慮滾珠配方

精油　植物油

- 荷荷芭油……5 ml
- 千葉玫瑰……2滴
- 甜橙……4滴
- 真正薰衣草……1滴
- 岩蘭草……1滴

將配方倒入滾珠瓶中，需要時塗在手腕脈搏處。

強化專注與記憶薰香配方

精油

- 胡椒薄荷……1滴
- 真正薰衣草……2滴
- 醒目薰衣草……1滴
- 暹羅安息香……1滴
- 葡萄柚……4滴

注意！最多從配方取三滴，放至薰香燈上使用。

學校頭痛症額敷墊

精油

- 真正薰衣草……1滴
- 檸檬……1滴

每當大小考來臨，就算只聽到考試預告，您的孩子就會頭痛？這個額頭敷墊配方可以幫助他！將配方滴在紙手帕上，然後緊貼著額頭，這樣能快速解決頭痛！

上學頭痛隨身滾珠瓶

精油　植物油

- 荷荷芭油……5 ml
- 真正薰衣草……1滴
- 檸檬……1滴
- 馬鞭草酮迷迭香……1滴

塗在手腕脈搏處，大一點的孩子可能也會喜歡塗在太陽穴的地方，這個配方的援助迅速又可靠。

讀書儀式配方瓶

精油

- 真正薰衣草……1滴
- 醒目薰衣草……1滴
- 葡萄柚……1滴

在一只空的霜罐裡放入兩三片化妝棉，在化妝棉上滴入以上配方。當孩子該讀書了，就拿出罐子，打開放在桌上。讀完書了，就把罐子關好收起來。這對您的孩子會是一個小而有益的儀式，您會看到讀書情況馬上會變好。當香氣飄散殆盡，再滴一次精油就好。

你也可以把這香氣滴在一塊小布上，然後放到筆袋裡。在學校考試的時候，好聞的香氣也會一直飄出來，考起試來就更輕鬆了！

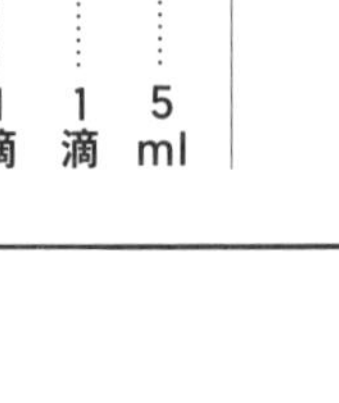

Victoria（十歲）的小分享

青春期皮膚保養

青春期的皮膚保養一直是個重要主題。當皮膚開始「啟動」，青春痘開始冒出來，就來試試以下這些配方吧！

軟化肌膚潔顏卸妝乳

純露　植物油　其他

- **蜂蠟**……5公克
- **無水羊毛脂**（Lanolin anhydrid）……5公克
- **甜杏仁油**……100 ml
- **羅馬洋甘菊純露**……250 ml

作法：

1. 將蜂蠟和無水羊毛脂一起加溫溶化
2. 加入甜杏仁油穩定攪拌
3. 另外加溫洋甘菊純露達攝氏60度時離火
4. 將溫熱的純露倒入油脂混合物裡即可

這款配方也可替代化妝水，有興趣的女孩們或許馬上就想自己動手試試！這款潔膚乳軟化皮膚的功效特別好。

抗痘臉部蒸氣浴

精油　其他

- **海鹽**……1湯匙
- **沉香醇百里香**……1滴
- **絲柏**……1滴

將上述材料充分混合，在臉盆倒入滾燙冒著蒸氣的水，保持適當距離地熏蒸臉部約五到十分鐘。結束後用鎮膚水（Gesichtwasser）清潔臉部。

小女生鎮膚水

純露　其他

- **玫瑰純露**（Aqua rosa）……50 ml
- **橙花純露**（Aqua citrus aurantium flos.）……40 ml
- **GDP化妝品基底水**（95%酒精）……10 ml
- **泛醇**……2 ml
- **十倍濃縮蘆薈液**……5滴

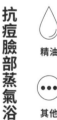

純露　其他

小男生鎮膚水

- 茶樹純露……50 ml
- 金縷梅純露……40 ml
- GDP化妝品基底水（95%酒精）……10 ml
- 泛醇……2 ml
- 十倍濃縮蘆薈液……5 滴

精油　植物油　其他

蜂蜜檸檬護唇膏

- 甜杏仁油……10 ml
- 蜂蠟……15 公克
- 無水羊毛脂……5 公克
- 液態蜂蜜……1/2 茶匙
- 甜橙……4 滴
- 檸檬……3 滴
- 蜂蜜……1 滴

將蜂蠟、甜杏仁油及羊毛脂放在一起隔水加熱融化。待冷卻後拌入蜂蜜，之後再加入精油。

精油　其他

油性痘痘肌膚潔顏膠

- 化妝品用酒精……10 ml
- 三仙膠……1到2湯匙
- 煮滾後冷卻的水或蒸餾水……60 ml
- 尿囊素[2]……一小撮
- 十倍濃縮蘆薈液……30 滴
- 泛醇……5 ml
- 松紅梅……5 滴
- 羅馬洋甘菊……5 滴

作法：

1 依自己想要的稠度將三仙膠加入酒精內，馬上攪拌
2 將尿囊素加在水中，緩慢攪拌以至溶解
3 我會建議用搖搖法製作膠體，將作法1放進一個能蓋緊的容器中
4 再加入作法2的液體，上蓋立刻大力搖動直至產生同質性的膠體
5 依序拌入十倍濃縮蘆薈液、泛醇、及上述精油即可
使用時，用手輕輕按揉潔顏膠，讓皮膚吸收，再以溫水洗淨即可。

2 註：尿囊素（Allantoin）是具保溼療效活性物質

安撫皮膚綠泥面膜

純露　其他

- 綠泥 …… 2湯匙
- 薰衣草純露 …… 3湯匙

綠泥在抗菌及對付痤瘡特別有效，將以上兩者混合攪拌均勻，直到形成美美的膏狀。再把面膜膏塗抹在臉上，停留半小時讓效果發揮。之後用溫水洗淨，將臉擦乾。用薰衣草純露再清潔一次，最後抹上優質的護膚霜。

鎮定臉部肌膚精華油

精油　植物油

- 荷荷芭油 …… 20 ml
- 甜杏仁油 …… 10 ml
- 真正薰衣草 …… 2滴
- 大馬士革玫瑰 …… 1滴
- 檀香 …… 1滴
- 葡萄柚 …… 2滴

保養步驟的最後，再用這款鎮定皮膚的臉部精華油，皮膚保養就完成了！

年輕腳丫子保養油膏

精油　植物油　其他

- 蜂蠟 …… 10公克
- 荷荷芭油 …… 35 ml
- 葡萄籽油或酪梨油 …… 50 ml
- 真正薰衣草 …… 2滴
- 花梨木 …… 2滴
- 玫瑰草 …… 3滴
- 葡萄柚 …… 5滴

作法：

1 將蜂蠟加熱溶在荷荷芭油裡
2 拌入葡萄籽油或酪梨油
3 加入所有精油充分攪勻，裝入小罐子即可

夏天時孩子們喜歡赤腳跑來跑去，因此有時候腳會變得粗糙。冬天時年輕的腳丫子也需要保養。就製作這款簡單好用的配方吧！

青春期體汗困擾

青春期的少年和少女們開始會大量出汗，他們汗水的味道常常讓自己覺得很不舒服。一般的體香劑在製造時常常加入鋁的成分，我們已漸漸知道鋁對於健康有相當的害處，蘊含了很多風險，對年輕人來說更是如此。因此，下面我們提供三個天然體香劑替代方案。

體香噴霧

精油　純露　其他

- 任選純露……25 ml
- 酒精……25 ml
- 蘋果醋……1湯匙
- 花梨木……4滴
- 馬鞭草酮迷迭香……2滴
- 葡萄柚或甜橙……3滴

首先在噴瓶裡倒入酒精與精油，再來加入蘋果醋，最後用純露填滿。

體香霜

精油　其他

- 乳油木果脂……20公克
- 可可脂……15公克
- 玉米澱粉……1湯匙
- 小蘇打粉……1湯匙
- 花梨木……2滴
- 真正薰衣草……1滴
- 血橙……2滴

將乳油木果脂、可可脂兩者一起融化後，將以上成分拌入均勻混合，裝進霜罐即可。

體香滾珠瓶

精油　純露　其他

- 三仙膠（Xanthan）……一小撮
- 伏特加……數滴
- 茶樹或檸檬薄荷純露……50 ml
- 液態檸檬酸……2到3滴
- 玫瑰草（Cymbopogon martinii）……2滴
- 檸檬……3滴
- 葡萄柚……2滴

作法：

1 先以幾滴伏特加來濕潤三仙膠作為乳化劑

2 然後加入精油，再用純露和檸檬酸拌和膠體

3 最後把成品倒入50 ml滾珠瓶中

「唯有當我們決定從夢裡醒來時，才能實現我們的夢想。」

——Josephine Baker[3]

小女生成年系列

這是特別為女孩們設計的單元，現今的女孩們常常在十、十一歲就已經展現青春期的徵兆了，第一次月經來潮往往比預期早很多。下面的植物能夠幫助女孩子們平順地度過第一段「日子」。

藥草

週期紊亂坐浴配方

西洋蓍草藥草……100公克
水……1公升

如果月經週期變化很大，用西洋蓍草坐浴能有所幫助。將藥草和水混合，煮滾後靜置二十分鐘，然後倒入坐浴水中。

藥草

生理痛舒緩茶

要做此款茶飲，需要中午時分採收的西洋蓍草花頭，而且當花朵完全綻放時，這茶泡起來最好喝。一茶匙的花草沖一杯熱水，蓋著靜置五分鐘。如果經期伴隨著痙攣症狀，用啜飲的方式慢慢喝。

精油　純露

月經不適敷墊

薰衣草純露……2湯匙
西洋蓍草……2滴
羅馬洋甘菊……2滴

在一杯水裡加入兩湯匙的薰衣草純露，稍微加溫一下，滴入精油配方攪拌混合。將此敷墊貼放在下腹後，在沙發上靜靜休息一個小時。

3 譯註：Josephine Baker（1906～1975），美裔法國人，著名演員，舞者，民權運動者。

西洋蓍草
Schafgarbe
Achillea millefolium

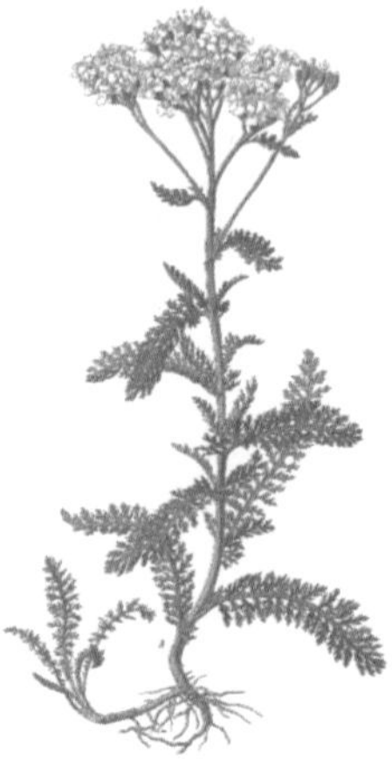

趁此機會我想感謝Manuela告訴我這個好點子。

西洋蓍草正是歐洲人所知最早的婦科藥用植物之一。當少女開始要轉變成女士的時候，當然也能派上用場。西洋蓍草也是以前的人們會用來療傷的藥草，它名字當中的「Garbe」便是從古高地德語「garven」演變而來的，意思是「療癒」4。

西洋蓍草屬於菊科植物，它的花朵除了蘊含精油外，還有豐富的維生素原A（β-胡蘿蔔素）。精油的成分中有母菊天藍烴，特別具有照護及療傷的功效。

西洋蓍草也能處理皮膚問題，這時候我喜歡用我的西洋蓍草花浸泡油，您可利用浸泡油基礎配方教學輕易地製作完成。

最後還有一款西洋蓍草糖漿，製作糖漿時我喜歡加一些橙片，您也能在二一一頁找到糖漿製作方法。

注意！西洋蓍草的精油儘管很有療效，可惜不太適合用在小孩子身上。要等孩子十到十二歲大時才能開始使用此款精油。

4 譯註：德文中的 Schaffen 有「完成、把……實現」的意思，因此 Schafgarbe 的字義便是「完成、達到療癒」。

斗篷草
Frauenmantel
Alchemilla vulgaris

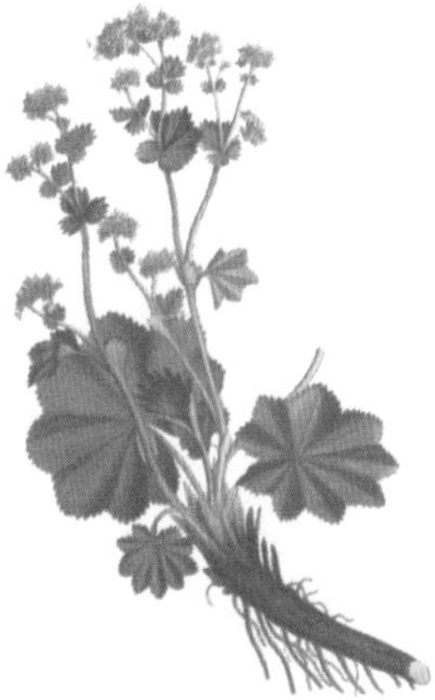

斗篷草也是經典的「婦女藥草」，特別適合在經痛時以茶飲的方式使用。泡茶用的斗篷草葉片會在五月初至九月初中間採集，花朵（五月底到六月初）也可以泡茶。

五毫升的斗篷草葉片用一杯滾水沖泡，靜置約十分鐘，可以用蜂蜜或楓糖增甜調味，以啜飲方式服用。一天不要喝超過一杯！

藥草

經期頭痛艾草枕

相對來說，艾草枕頭在頭痛時比較有用，而頭痛也是月經期間常常會有的症狀。將乾艾草裝進一個袋子封好，然後放在枕頭上。當你躺在上面休息時，偏頭痛或是頭疼很快就會消失的無影無蹤。另外還可以用檸檬香氣來增強效果。

藥草

乾草花經痛熱敷袋

痙攣的時候，溫熱的乾草花袋能派上用場。先將乾草花材放入棉花或亞麻小袋中，再放在蒸氣上溫熱。可在鍋裡放30 ml滾水，將袋子放在鍋子上方，約二十分鐘後袋子變得潮濕而溫暖，這時就可以直接放在下腹，把小袋子覆蓋好，然後靜靜休息約半小時。

精油 植物油 其他

私密處保養噴霧

- 堅果杏仁玫瑰漿露……100 ml
- 三仙膠（Xanthan）……一小撮
- 甜杏仁油……30 ml
- 荷荷芭油……10 ml
- 泛醇……5 滴
- 十倍濃縮蘆薈液……10 滴
- 佛手柑、玫瑰草、玫瑰：加起來共 10 滴

純露 其他

堅果杏仁玫瑰漿露

- 甜杏仁……50 公克
- 玫瑰純露……250 ml

作法：

1. 將甜杏仁磨到最細，加入純露混合
2. 靜置四小時後，隔一塊布巾過濾出杏仁玫瑰混合露

這是個我祖母的超古老配方，用這些杏仁漿可以做出適合乾性膚質的臉部乳液，同時也是私密處皮膚保養的優質基底乳。而固體部分可以留下作為早餐穀物。

精油 植物油 純露

經痛按摩油露

- 甜杏仁油……20 ml
- 花梨木……2 滴
- 芫荽籽……2 滴
- 甜橙……3 滴
- 真正薰衣草或香蜂草純露……5 ml

經痛時，我推薦用這個配方輕柔地按摩腹部。將以上材料充分混合，從此配方取大約一湯匙，輕柔地塗抹按揉腹部。剩餘的按摩油裝在小瓶子裡，儲存在陰涼處。下次使用前請搖勻，因為到時候油水已經又分離了！

經痛油敷墊

精油

植物油

西洋蓍草	2滴
羅馬洋甘菊	2滴
甜杏仁油	10 ml
溫熱濕潤的紗布	一塊

這款油敷墊能幫助您家女兒度過最初幾次的月經不適。將此配方油塗抹在疼痛的下腹部，再放上一塊溫熱濕潤的紗布。在沙發上休息大約一小時後，大部分的不適感就會不見了。

愛上為自己調配香氣的感覺真是太棒了！這其實很簡單：你只需要一個小瓶子，裡頭裝入荷荷芭油，再把你聞起來喜歡的精油加進去。然後把瓶子放在遮光的櫃子裡，別忘了每天把它好好搖一搖，四週之後就完成啦！而且別的女孩都沒有你這麼棒的香味喔！

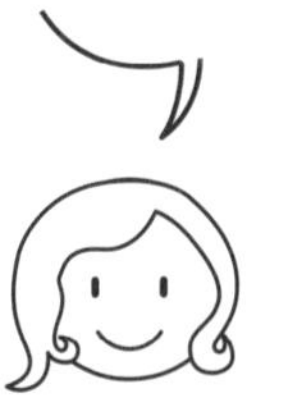

Victoria（十歲）的小分享

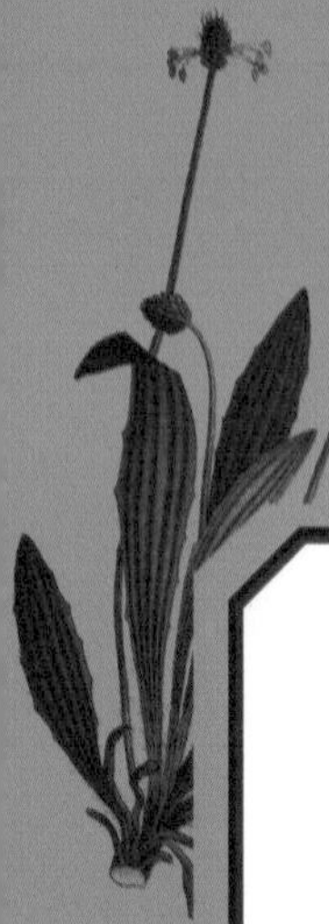

Chapter 4

| 疑難雜症 |
芳香生活急救箱

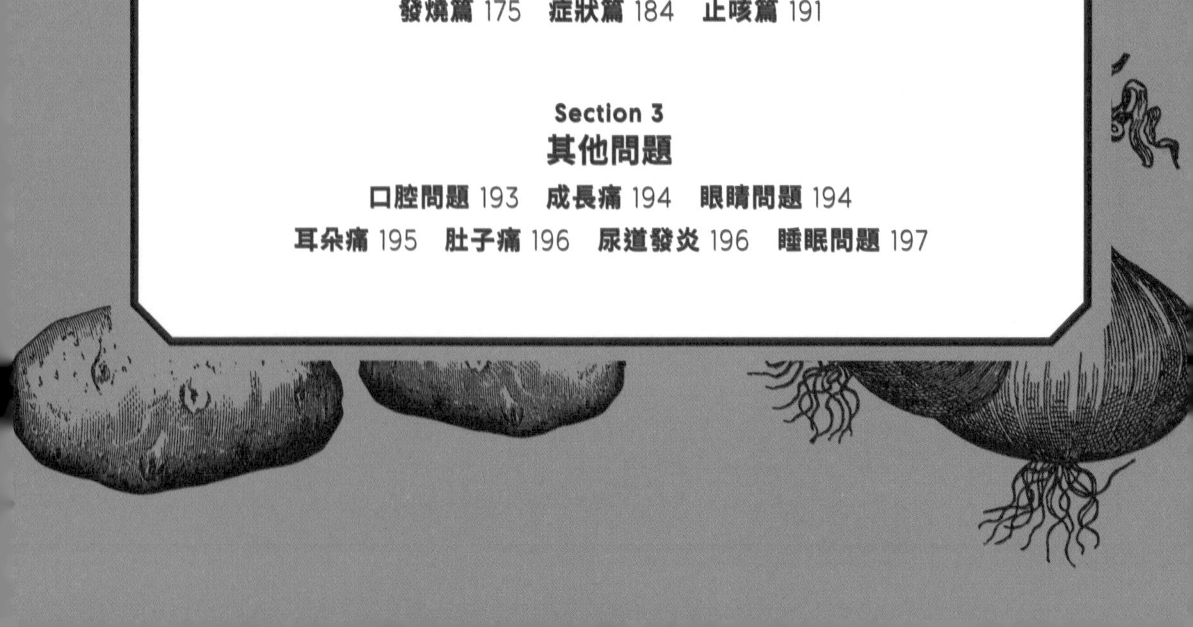

Section 1

General Recipes
皮膚專題

戶外篇——
夏季的蚊蟲、防曬與頭蝨問題

夏季，陽光，蚊蟲

外頭氣溫只要一暖起來，蚊蟲就馬上又在我們身邊繞來繞去。不過惱人的還不只是這些，夏天的陽光也是一大隱患。我們可以製作空間噴霧來驅趕蚊蟲，確保夏夜好眠；也有個薰香燈配方，同樣可以發揮良好的驅蟲效果。

關於防曬

如果您真要為孩子購買防曬用品的話，那請考慮下面這點「防曬係數LSF[1]高於三十的產品往往非常有爭議性，單靠天然成分是不可能製造出的」。人們發覺到，有種「陽光過敏症」或粉刺問題，往往是使用這些高係數的防曬用品惹的禍。

我們應該要注意，盡可能不要在孩子身上使用這類防曬用品。天然的防曬原則，最好在他們曬傷前就先讓他們穿上帶袖薄上衣及帽子，才不會毀了海邊或山中假期。

1 審訂註：台灣常見的 SPF（Sun Protection Factor）為美國系統用法，LSF 為德語 Lichtschutzfaktor 縮寫，兩者均為防曬係數。

頭蝨

哪個父母看到幼稚園或學校發來的頭蝨提醒後，不會馬上頭皮發癢呢？我永遠不會忘記，有一天我當時六歲的小兒子從幼稚園回到家，跟我說：「媽，我覺得有一隻頭蝨在我頭上散步耶，我感覺它在那裡爬來爬去。」我要補充一下，他當時留著一個平頭，我完全沒想到這樣的髮型竟然能「捉」到頭蝨，不過就是發生了。

受到頭蝨的侵襲不是什麼會危及生命的事，不過要把它們弄走，有時候還真是煩人，特別是當我們需要用到一些化學成分讓人有疑慮的產品，擔心可能會對神經造成傷害。請留意，您必須用專門的梳子把蟲卵梳掉，這清除梳理至少要持續做一週，才能把蟲卵完全去除乾淨。在蟲卵階段頭蝨不會被藥劑殺死，因此我們需要後續的清除。預防起見，我們可以使用防頭蝨噴霧噴在孩子的帽子、外套、圍巾上，這噴霧聞起來真怡人，不過頭蝨可不喜歡！

預防頭蝨噴霧

精油　其他

伏特加	10 ml
醒目薰衣草	3 滴
維吉尼亞雪松	3 滴
絲柏	4 滴
玫瑰天竺葵	2 滴
檸檬香茅	3 滴
真正薰衣草	1 滴
檸檬	4 滴

混和後用蒸餾水加入100 ml噴瓶，將這噴霧噴在孩子的外衣上，每天至少一次。同樣的精油配方，也能製作成「頭蝨逃離洗髮精」，從以上配方精油的部分取五滴，六歲以上的孩子最多可以取八滴，混入50 ml中性洗髮精即可。

噁，頭蝨！我們幼稚園裡也有，真慘！不過英格麗阿姨的洗髮精聞起來超級香的，所有人都想要洗洗看！

Hanna-Theresa（五歲）的分享

防蚊蟲空間噴霧

精油　其他

- 酒精……10 ml
- 玫瑰天竺葵……3 滴
- 檸檬尤加利……3 滴
- 醒目薰衣草……1 滴
- 檸檬香茅……2 滴
- 維吉尼亞雪松……2 滴

將以上材料在100 ml噴瓶內混合，再填入90 ml蒸餾水即可。

驅趕蚊蟲的薰香配方

精油

- 真正薰衣草……5 滴
- 綠花白千層……5 滴
- 玫瑰草……5 滴

在小瓶子裡混合以上材料，需要時取三滴配方油至薰香燈使用。

曬傷或曬紅時的舒緩照護配方

精油　植物油

- 聖約翰草浸泡油……25 ml
- 甜杏仁油……25 ml
- 真正薰衣草……2 滴
- 羅馬洋甘菊……2 滴
- 花梨木……5 滴

防曬護膚油

精油　植物油

- 椰子油……50 ml
- 薰衣草……5 滴
- 綠花白千層……3 滴
- 葡萄柚或血橙……3 滴

自然香氣防曬霜

精油　植物油　純露　其他

- 荷荷芭油……5公克
- 有機椰子油……5公克
- 大溪地梔子花油（Monoi-Tiare-Öl）……5公克
- 可可脂……5公克
- 芒果脂（Mangobutter）……5公克
- 乳霜顆粒（Lamecreme）……10公克
- 薰衣草或香蜂草純露……70 ml
- 沙棘油……3滴
- 真正薰衣草……5滴
- 暹羅安息香……2滴

作法：

1 將荷荷芭油慢慢加溫，讓乳霜顆粒作為乳化劑在裡頭溶化

2 同時用另一個容器加溫純露

3 再將可可脂和芒果脂加入作法1的混合物裡，等溶化後再將容器移開火源

4 再加入椰子油和梔子花油，待以上材料都完全溶化

5 倒入已經加溫到差不多同樣溫度的純露，使用小攪拌器強力攪拌

6 最後再拌入能染上淡淡的橘色沙棘油和精油

7 請一直攪拌到呈現布丁質感

8 裝進小玻璃罐，完成！

攪拌得越好，您的防曬霜就越美！

這款防曬霜的防曬係數是8，全是來自成分中的植物油。

舒緩曬傷酪梨泥塗敷法

精油　植物油　其他

- 酪梨果泥……4湯匙
- 聖約翰草浸泡油……25 ml
- 真正薰衣草……2滴

可視曬傷皮膚面積的大小，調整您需要的用量。以上配方的量大約是塗敷雙肩的量。將以上材料混合物塗敷在皮膚上，再用一條溼布巾輕柔地覆蓋。讓酪梨果泥停留在皮膚上直到乾掉再沖洗，洗完後擦上溫和的護膚霜即完成。

小傷篇——

長疣、燒燙傷口瘀青、腳長水泡問題

皮膚生疣

我現在還能記得馬克吐溫筆下湯姆和哈克那段逗趣的故事，他寫道：「接近午夜的時候，你帶隻死貓到墳場，那裡埋著一個壞人，當魔鬼要來抓那壞傢伙的時候，你就把貓往魔鬼身後一丟，還要念說：魔鬼跟著屍體跑，貓跟著魔鬼，疣子跟著貓，我沒疣子啦！」。[2]

還好我們不需要重複這個儀式！我有一些能讓皮膚小疣徹底消失的小撇步：在長疣的地方塗上檸檬精油，一日數次，疣就會日漸縮小消失；也能用白屈菜[3]的橘色汁液塗抹小疣。

這種植物屬於罌粟花科[4]，常常會長在老房子四周或宅旁平地，碎石地或道路旁等等。白屈菜汁液呈橘色乳狀，要是沒擦乾淨基本上是有毒的。因此我會覺得這個方法只適合比較大的孩子。白屈菜不只是地上植物的部分才有生物鹼（特別是黃連素），其根部也有。儘管如此，或正是因為如此，新鮮的白屈菜汁液才有對治疣贅的功效。

燙傷時的急救

一直沖冷水，然後滴一、兩滴真正薰衣草純精油（這是例外）在皮膚上。較嚴重的燙傷一定要去看醫生！

小擦傷和割傷

擦傷會讓人有一種「燒燙」的感覺。最好的急救做法是用玫瑰純露或薰衣草純露噴一下，為傷口消毒。如果能讓傷口保持「開放」狀態比較好，也就是不要在上頭覆蓋衣物，也不要貼OK繃，如此結痂速度最快。

在割傷處滴上一滴薰衣草或松紅梅純精油，這樣癒合的速度最快。岩玫瑰也能迅速地讓傷口閉合，在法國，人們甚至把岩玫瑰精油稱作「芳香縫線」呢。然而老話一句，較大的傷口一定要就醫處理！

2 譯註：本段出自《湯姆歷險記》第六章。
3 白屈菜（Chelidonium majus）
4 罌粟花科（*Papaveraceae*）

走路長水泡

當鞋子不合腳或壓迫到腳，或是當襪子鬆鬆的會滑，這時候腳上很快就會長水泡！當我們還在路上，繼續走下去腳就辛苦了，怎麼辦？有個迅速的急救法，就是直接把寬葉車前葉草放到襪子和水泡之間，先輕柔擠壓一下，寬葉車前的汁液立刻就能鎮定患處，走起路就會輕鬆點了。

到家後建議「足浴」來處理，先在一湯匙海鹽裡滴四滴真正薰衣草，再把香香的鹽加入溫水中，開始泡腳。薰衣草足浴後，患處整晚都要用OK繃貼著。請別在患處擦油膏，這只會讓水泡軟化，卻不會消失。也不要刺破水泡！如果水泡裂開了，我們也別去擠它。

精油　植物油

有用的化瘀滾珠瓶

荷荷芭油	5 ml
義大利永久花	3 滴
真正薰衣草	2 滴

精油　植物油

跌倒了急救小棒

荷荷芭油	5 ml
真正薰衣草	2 滴
義大利永久花	3 滴
紅桔	2 滴

血腫和瘀青常伴隨著跌到和小意外而來，這時候小滾珠瓶化身的「急救小棒」就能派上用場，每次去散步的時候都該把急救小棒放在口袋裡。受傷後若使用薰衣草和永久花，很常發生完全不瘀青的奇效，就算還是淤青了，這個配方也能快速減緩疼痛，促進化瘀。

精油　植物油

完全止痛消腫油

聖約翰草浸泡油	10 ml
白千層	3 滴
真正薰衣草	2 滴
葡萄柚	3 滴

精油　植物油

難癒合的小傷口周邊照護油

- 玫瑰果油……15 ml
- 夏威夷堅果油／澳洲胡桃油（Macadamia integrifolia）……15 ml
- 岩玫瑰……3滴
- 真正薰衣草……3滴

每天兩次，小心輕塗。

精油　其他

瘀青時的酪梨果泥塗敷

- 酪梨果泥……2湯匙
- 永久花……4滴
- 真正薰衣草……4滴

如果是孩子身上帶著瘀青或血腫回家，那麼就用以上配方吧！只要混和後塗敷在瘀青處，用一塊濕布巾覆蓋上，最多停留二十分鐘洗掉，別等酪梨果泥乾掉。

精油　植物油

隨身萬用滾珠瓶

- 聖約翰草油……5 ml
- 真正薰衣草……4滴
- 岩玫瑰……2滴
- 永久花……1滴
- 葡萄柚或甜橙……2滴

這種滾珠瓶配方也可以放在皮包裡，也能讓大一點的孩子放在書包某處，在擦破皮、小割傷、蚊蟲叮咬、還有其他類似的不舒服情況都能隨手派上用場。

感染篇——

風颳傷、皮膚炎、黴菌感染問題

禦寒皮膚防護

天冷時要去戶外？這當然沒問題！不過請把您孩子的臉部、耳朵、雙手都用禦寒油膏保護好！重點在於所用的成品裡不含水。

精油　植物油　其他

金盞花禦寒油膏

金盞花浸泡油	28公克
乳油木果脂	20公克
蜂蠟	2公克
無水羊毛脂	2公克
真正薰衣草	2滴
甜橙	2滴

作法：

1 把蜂蠟和金盞花浸泡油隔水加熱，直到蜂蠟融化
2 加入無水羊毛脂，融化後離火
3 最後加入乳油木果脂，充分攪拌
4 所有成分充分融合，再拌入精油並裝罐即可

皮膚黴菌感染

凡是黴菌感染都要考慮到，黴菌在溫暖潮濕的環境下特別容易存活，因此維持患部的清潔和乾燥很重要。

精油　植物油

青春期異位性皮膚炎及牛皮癬照護油

月見草油	10 ml
甜杏仁油	10 ml
蘆薈油	80 ml
橙花	2滴
大馬士革玫瑰	2滴
岩玫瑰	2滴
松紅梅	2滴

此外也可以使用藥草敷墊來為皮膚鎮靜止癢，一把野生香堇菜藥草以一杯熱水沖泡，靜置五分鐘後，用來製作一塊溫敷墊，敷在不舒服的皮膚部位十分鐘。

鎮定皮膚發癢的三色菫油膏

精油　植物油　其他

- **三色菫浸泡油**（pansy macerate）……50公克
- **乳油木果脂**……80公克
- **真正薰衣草**……2滴
- **松紅梅**……2滴

用電動攪拌器把兩個材料打勻，直到變成一種柔韌如霜的物質，將精油拌入即可。

抗皮膚黴菌感染配方

精油　植物油

- **荷荷芭油**……20 ml
- **沉香醇百里香**……4滴
- **玫瑰草**……4滴
- **松紅梅**……2滴

此配方的精油部分和抗灰指甲配方一模一樣，不過這裡我們用20 ml的荷荷芭油，這樣不會額外過度耗損皮膚。

異位性皮膚炎和牛皮癬的鎮定沖洗劑

藥草

- **繁縷藥草**……一把
- **熱水**……250 ml

熱水沖泡後靜置五分鐘，將藥草過濾。用此液體沖洗發癢的部位。

抗灰指甲配方油

精油　植物油

- **荷荷芭油**……10 ml
- **沉香醇百里香**……4滴
- **玫瑰草**……4滴
- **松紅梅**……2滴

請把灰指甲患部附近的皮膚擦上含油的霜保護起來，再用棉花棒沾以上配方油小心塗抹在指甲上。之後穿上棉襪或棉手套，這些棉襪每天一定要煮過，以避免癬菌擴散。

清潔篇——

沐浴泡澡、天然牙膏與頭皮養護

髒髒的我也很開心

大部分孩子都喜歡泡澡，在水裡歡樂潑水嬉戲。不過到了某個年紀，有的孩子會變得說到要泡澡就不情願。大部分的幼兒都不喜歡淋浴，不過大約從六到八歲開始，有些孩子就體會到淋浴的樂趣，其中大部分是男孩子，女孩們還是喜歡舒服懶洋洋地躺在浴缸裡，最好還是泡泡浴。

每個孩子都需要某種程度的髒汙（請別馬上就搖頭），這是因為「健康的」髒東西有助於我們的免疫系統。大家都知道，比起那些永遠身處在乾淨衛生環境的孩子，大部分那些偶爾可以搞得髒髒的孩子反而比較少有過敏問題。因此就讓您的孩子也享受一下赤腳踩在爛泥地的樂趣吧！讓他們合理的弄得髒兮兮，然後進浴缸。雖然基本上，我們需要清水才能把身體洗乾淨，不過在浴缸裡「搞點花樣」還真的挺好玩的。

精油　植物油　其他

泡澡油基礎配方

葵花籽油	70 ml
加溫椰子油	20 ml
沐浴用液態卵磷脂	10 ml
任選精油	6 滴

將上述配方充份混和，塗抹全身後再泡澡。

精油　植物油　其他

小心心泡澡沐浴球

可可脂	80 公克
椰子油	20 公克
甜杏仁油	20 公克
沐浴用液態卵磷脂	15 公克
任選精油	10 滴

將油脂隔水加熱融化後加入精油，再倒入心型矽膠製冰模。放在冰箱幾個小時冷卻，待要泡澡時即可取出使用。

溫柔呵護泡澡乳

精油　植物油　純露　其他

- **阿拉伯膠粉**（Gummi-arabicum-Pulver）……1湯匙
- **甜杏仁油**……2湯匙
- **真正薰衣草**……1滴
- **花梨木**……2滴
- **紅桔**……1滴
- **玫瑰或薰衣草純露**……50ml

作法：

1 將阿拉伯膠粉混合甜杏仁油
2 用電動攪拌器打到變成濃稠液態的乳劑，再拌入精油
3 充分混合後再加入純露拌勻

這款泡澡乳既溫和親膚，對孩子皮膚也非常好。

糖果泡泡沐浴塊

精油　植物油　其他

- **發酵粉**（食用蘇打）……50公克
- **磨細的死海海鹽**……50公克
- **馬鈴薯澱粉**……1茶匙
- **椰子油**……3湯匙
- **花梨木**……5滴
- **血橙**……5滴

作法：

1 將食用蘇打、海鹽、澱粉放進碗裡均勻混合
2 在鍋裡慢慢溶化椰子油，加進作法1的東西充分混合
3 加入精油後再倒入模型裡，放到冰庫半小時取出
4 脫模後在陰涼的地方放置一整夜，讓它變硬

要泡澡時將沐浴塊溶在水裡，就能洗個泡泡浴了。

蜂蜜澡

精油　其他

材料	份量
蜂蜜	2湯匙
玫瑰	2滴
薰衣草	1滴

彩虹沐浴膠

純露　植物油　其他

材料	份量
蒸餾水或任選純露	50 ml
甜菜鹼（Betaine）	20 ml
介面活性劑（Facet urfactant）	25 ml
植物甘油	4 ml
任選食用色素	數滴

直接把全部材料混在一起，裝進方便使用的罐子，就能得到色彩繽紛的沐浴膠，孩子會更喜歡！

天然牙膏

精油　植物油　純露　其他

材料	份量
鼠尾草或檸檬薄荷純露	60 ml
植物甘油	5 ml
白岩泥	少許
樺木糖	2公克
葡萄柚	3滴

將純露和甘油與白岩泥混合拌勻，直到呈現黏稠膏狀，再拌入樺木糖和精油即可。您可以將成品倒入空牙膏管，這在商店裡有賣。

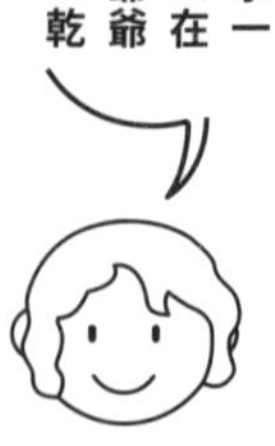
如果你沒有牙膏的話，也可以拿一片鼠尾草的葉子，然後用牙齒在上面摩擦，味道很不錯耶！我爺爺說，雖然這樣牙齒清的還不夠乾淨，不過總比什麼都沒有好！

Julia（五歲）的小分享

精油 植物油 純露 其他

頭皮癢檸檬薄荷洗髮精

甜菜鹼……25公克
檸檬薄荷純露……40 ml
天然甘油……1公克
增稠劑……1湯匙
甜杏仁油……5 ml
月見草油……2公克
泛醇……1公克
檸檬薄荷……6滴

先將甜菜鹼和純露混合，再加入甘油和增稠劑，依序加入甜杏仁油、月見草油、泛醇和精油就完成了。

精油 植物油 其他

滑順飛揚洋甘菊洗髮精

洗髮精基底（用椰子油做的成品）……100 ml
雛菊浸泡油……5 ml
泛醇……2 ml
牛蒡根植物油……5滴
任選精油……10滴

這款洗髮精，適合用在頭髮因為乾燥環境而產生的靜電毛躁。只要將上述配方充分搖勻，再裝入容易使用的瓶子裡即可。

Section 2

Common Cold

感冒專題

發燒篇——
發燒、耳痛等問題

關於孩童發燒

發燒[1]根據Psychyrembel臨床辭典的定義，是「因為下丘腦溫度調節中樞的設定值調整而造成的身體溫度提高。」說到底其實發燒是一種身體的健康反應：面對病毒、細菌、過敏物質、或外來物質的攻擊，身體便啟動保衛自己的機制。將身體溫度提高到攝氏三十八度或是更高，就能強力抑制細菌或病毒生存，此時身體也能更快排出那些由細菌或病毒侵襲而產生的毒素。

要形成自體免疫物質，發燒也扮演了關鍵角色。當體溫到達攝氏三十九度，便有助於巨噬細胞的活動，加速清除病原體。因此，如果我們過早使用退燒手段讓孩子體溫降下來，其實是冒險中斷他們體內的自然療癒過程。兒童常常很快便燒到三十九到四十度之間，只要他們在這過程中感覺還可以，便不用驚慌。

注意！要是高燒超過四十度，一定要叫醫生。

不論孩子是處於極度不安狀態，或是受氣喘、癲癇的折磨，又或者是發燒伴隨著越來越強烈的喉嚨痛、耳痛、頭

1 註解：發燒（Fieber，拉丁文是 febris）

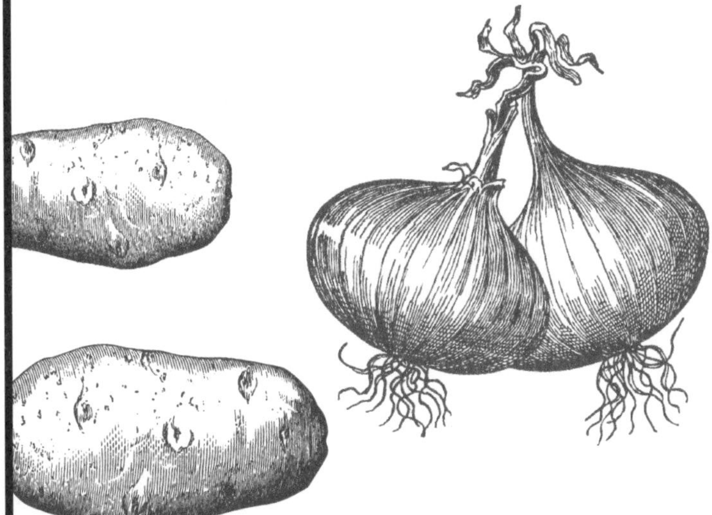

痛，或者孩子正在上吐下瀉，不管是哪種情況，都要記得為生病的孩子補充充足的水分。

敷布和敷墊（Wickel und Kompressen）

數百年來，人們運用各種差異性極大的材料做成敷布和敷墊，成功對付了各種疾患。敷布不只在急性病症能派上用場，有很多種敷布也很適合作為預防性措施。這裡我要稍微仔細討論一下幾種敷布和敷墊的用法。

發燒時特別有幫助的是小腿濕敷布，這種敷布可用蘋果醋或幾滴檸檬汁來製作。不過使用的時候，一開始的溫度應該要在攝氏三十八點五度以上，因為發燒時人還是有溫度知覺的。只要孩子感覺舒服，小腿敷布可以一直敷在腿上。敷布拿開後一定要繼續休息，就算燒已經退了也一樣。

洋蔥和馬鈴薯

幾乎人人家裡都有洋蔥和馬鈴薯，這是超棒的緊急藥方呢！不過我們能拿它來幹什麼，又要如何使用呢？或許你曾聽說過洋蔥敷布這種東西，也許你想試試看馬鈴薯敷布已經很久了，其實這沒那麼難，下面就來提供幾種簡單的方法。

其他

支氣管炎舒緩熱敷布

- 煮過的馬鈴薯……4顆
- 內襯布（Innentuch）……一塊
- 防水透氣醫用膠帶……一些
- 中間襯布（Zwischentuch）……一塊
- 外襯布（Außentuch）……一塊
- 保暖水袋或是溫熱過的櫻桃核枕……一個

作法：

1. 將煮過的馬鈴薯連皮放在內襯布上
2. 布的四邊互折包緊，把馬鈴薯包好
3. 用拳頭將馬鈴薯壓碎，直到完全軟爛
4. 將完全平坦的敷布用防水透氣膠帶封好，便不會散開

用作胸口敷布前，須先做溫度測試。敷布不該過熱，最好用您的臉頰來測試一下溫度，如果您覺得舒服的話，對孩子來說通常就合適。

將馬鈴薯敷包放在孩子胸口，不過還是要注意別燙傷孩子。然後在敷包上鋪上中間襯布，最後再包上外襯布。

我們用保暖水袋或是溫熱過的櫻桃核枕，預熱過的羊毛枕頭也非常適合。讓敷布保持著舒服的溫度。只要敷布的溫度感覺起來還算舒適，就可以一直放在孩子胸口。當您移開敷布後，建議用花梨木香膏做皮膚護理。馬鈴薯敷布屬於熱敷布使用法，主要的使用時機是咳嗽和支氣管炎，不過膀胱發炎時也可以使用，只要醫生同意的話。

其他

耳痛時的洋蔥敷布

洋蔥……**一顆**
薄巾……**一塊**
棉花球……**一大顆**
束髮帶……**一條**

作法：

1 將束髮帶、棉花球和薄巾稍微溫熱一下
2 將洋蔥的棕色外皮剝去，再去除裡頭最外圈的部分
3 將洋蔥的內面朝下，鋪在溫熱過的薄巾上
4 然後包起來，讓洋蔥不會掉出來
5 把這包著洋蔥的布放入烤箱再溫熱一下
6 接著用手將洋蔥壓平，直到汁液滲出沾濕薄布

將這包敷布直接放在耳朵疼痛的部位，用束髮帶固定。將棉花放在束髮帶和敷布中間。洋蔥汁沾濕的那一面應該只有一層布而已。在耳朵上敷著這包敷布直到疼痛減輕為止。這種洋蔥敷布是一種所謂的「常溫敷布」，因此戴上的時候不應該太熱。

植物油

其他

感冒安撫油敷布

橄欖油……**1湯匙**
溫熱過的毛巾……**一條**
羊毛枕……**一顆**
莫爾頓雙面絨呢巾或是嬰兒包巾……**一條**

我媽媽都稱為「油補丁」的油敷布，能溫和地消解黏液和減輕頑強的咳嗽。將橄欖油塗在孩子胸膛和脖子上，再蓋上溫熱過的毛巾，再來是溫熱過的羊毛枕，最後用莫爾頓巾固定。停留大約半小時後撤除。

精油

其他

緩解喉嚨痛的敷布

金盞花油膏……**25 ml**
歐白芷根……**2滴**
白千層……**2滴**
檸檬……**2滴**

將配方充分混合，輕敷在脖子上，並鬆鬆地繫上一條暖暖的領巾。

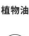

其他

舒緩喉嚨痛酪梨敷布

酪梨果泥……一些
溫熱過的毛巾……一條
莫爾頓雙面絨呢巾或是嬰兒包巾……一條

作法：

1 在一條棉巾上放上一些酪梨果泥
2 使用時請勿環繞整個脖子，覆蓋住前半部即可
3 再用一條巾固定住，半小時後便可撤除

洋蔥敷布也有同樣功效，製作方法和耳痛敷布完全相同。馬鈴薯敷布是用煮過並搗碎的馬鈴薯做的，將材料塗抹在一塊布上，趁溫熱敷在脖子上。

其他

喉嚨痛檸檬敷布

1 將有機檸檬切片，鋪在餐巾或布尿布上
2 檸檬片上再鋪上一張紙手帕，這樣檸檬就不會直接貼在皮膚上
3 用紙手帕那一面朝皮膚敷上，覆蓋的地方只有兩耳之間的脖子前方
4 敷好後用羊毛巾固定住，可保持溫暖並讓敷布保持在固定位置
5 經過大約四十五分鐘就可撤除

注意！請在使用前測試一下您孩子的皮膚對檸檬汁的反應如何，測試時也請只選用有機檸檬！

其他

溫暖腳底洋蔥襪

洋蔥……2顆
薄棉巾……2條
毛襪……1雙

作法：

1 將洋蔥切大丁，放在棉巾上
2 包起來，放入烤箱加溫
3 再來在棉巾裡把洋蔥壓碎，放到腳底
4 穿上毛襪，然後在腳趾上放一個保暖水袋，這樣整隻腳就能保持溫暖

洋蔥襪主要的使用時機是腳底冰冷或是感冒時，膀胱炎的時候也能派上用場。使用上，洋蔥襪也屬於常溫敷布的一種。這個襪子要持續穿幾個小時。

其他

化痰消炎洋蔥糖漿

洋蔥……2顆
水……200 ml
蜂蜜……2湯匙

作法：

1 將兩顆洋蔥切小丁，加入水和一湯匙蜂蜜小心熬煮
2 直到糖漿變稠，趕快過濾糖漿
3 再添加一湯匙蜂蜜，攪勻即可

是的，真的有這種糖漿，而且嚐起來還不賴。這款糖漿能減輕會引發咳嗽的刺激感，能化解黏液和抑制發炎。

這種糖漿吃起來一點也沒有「洋蔥味」，嗯～是甜的喔！

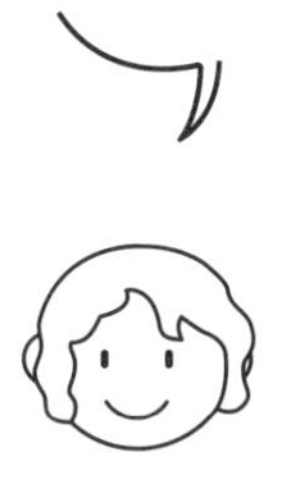

Julia（五歲）的小分享

Das Hollermandl und die Lindenblütenfee

接骨木小矮人與椴樹花仙子

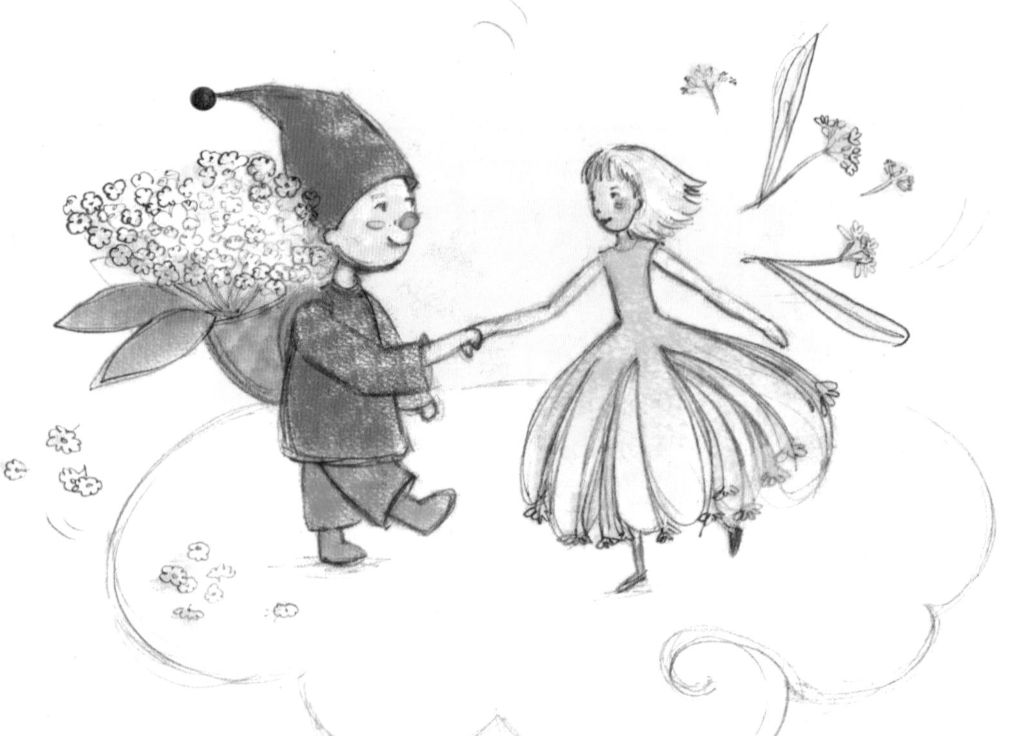

我家院子裡有一棵高大的老椴樹，她被一棵接骨木灌木緊緊環抱著，就好像接骨木深愛著椴樹。兩棵樹的樹幹緊鄰相依，而椴樹又遠比接骨木高大，讓人感覺灌木彷彿被椴樹保護著。

我在椴樹底下找了一個地方擺上藤椅，剛好就在接骨木灌木旁，夏季天氣炎熱時我很喜歡坐在那裡，聆聽著蜜蜂勤奮地在椴樹樹冠上飛舞的嗚叫聲。

就在幾天前，天色差不多已經暗了，我聽到屋外椴樹下有人在唱歌：

接骨木矮人和椴樹仙女，愛喝花茶飲；
你若發燒，花茶幫你，你需要的在這裡；
要在春天把花採，伸展上身把腰彎；
喝了好茶飲，冬日有氣力。

我很好奇，便朝屋外椴樹那邊走去，我在接骨木灌木下看到一個穿著色彩繽紛衣服的小人兒坐在那，一直哼著那首歌。

「你是誰呢？在我的接骨木樹下做什麼呢？」我問道。

「我是接骨木矮人」小人兒說，然後用左眼向我眨了一下。「難道你不知道，每棵接骨木樹下都住著一個小矮人？」我只能回不，我還真不知道有這回事。「不知道沒關係，不過你要採集我灌木叢上的花朵，這在冬天對你很有用的。要是你哪個孩子生病了、發燒了，就用這些花泡製好喝的茶飲，孩子很快就會恢復健康。」說完他便隱身沒入了灌木的綠葉中。

當我正轉身要回屋裡時，身後傳來一個美妙的聲音：「先別走！」這次是從椴樹裡傳來的「再等一下！」我朝椴樹那邊看去，從樹冠裡翩然飛落一位夢幻美麗的小仙子，她身穿黃綠色的衣裳，上頭別滿著椴樹花。

「我也有甜甜的花朵，可以用來幫助發燒的孩子。喝它泡成的茶總是有效。而且不只是發燒時才能喝，隨時喝都很美味。」

「我的比較好。」這時小矮人又從樹叢裡探出頭來。

「唉，你這小傢伙」花仙子說：「她也可以

混合我們兩種花朵啊！你看，我們的花搭起來多好啊！」然後她把接骨木花和椴樹花混合，放進我椴樹下籐椅旁的藤編花籃裡。這畫面真美：籃中白花和淡黃綠的花交織在一起，耀眼奪目。而且好香啊！

「謝謝你們兩位。」我說。隨後他們兩個就都消失了，小矮人的頭縮回接骨木樹叢裡，而花仙子……咦？她往哪去了？

我提著裝滿鮮花的籃子，慢慢走回屋內。

藥草

椴樹花茶

1 椴樹花藥草一茶匙放入一杯熱水

2 泡五分鐘後靜候冷卻即可以啜飲方式服用

孩子九個月大以後便可服用椴樹花茶。這款茶當然可以用龍舌蘭糖漿、楓糖、樺木糖稍微增甜調味，不過就算無糖也很好喝。

藥草

椴樹花與接骨木花退燒飲

1 椴樹花混和接骨木花藥草共一茶匙放入一杯熱水

2 泡五分鐘後靜候冷卻即可以啜飲方式服用

西洋接骨木花茶（黑接骨木，學名*Sambucus nigra*）也是很好的退燒茶原料，我們可以用椴樹花或是接骨木花來製作給孩子的美味退燒茶飲，這是流傳已久的居家藥方，這茶能讓人發汗幫助病患退燒，又能在發燒過程中給予身體支持，而且這款茶飲還挺好喝的！

症狀篇——喉痛發炎、鼻炎等問題

半歲以上的止咳浸泡油

植物油　精油

薰衣草浸泡油或沉香醇百里香浸泡油	50 ml
沉香醇百里香精油	5滴

充分調勻，少量塗抹在胸口、背部和腳底。

三歲幼兒舒展胸口按摩油

植物油　精油

甜杏仁油	20 ml
金盞花浸泡油	10 ml
白千層	3滴
真正薰衣草	2滴
甜橙	3滴

鼻炎舒緩配方

精油　植物油　其他

用我們的第六章的油膏製作很輕易就能做出一款舒緩鼻炎油膏，可以擦在小鼻子底下，幫助呼吸暢通。

關於精油的劑量，請參考相關年紀的建議用量。且別忘記：少即是多！

下列精油特別適合加入此香膏中：花梨木／沉香醇百里香／香桃木

感冒茶飲

基本上有一大串植物都適合用來製作感冒茶飲。若給嬰兒服用，每種茶每次50ml，一天多次。若孩子已經超過一歲，就可以每次一小杯，一日最多三次。您也可以經常更換茶飲，這樣喝起來更美味！

介紹兩種證實有效的兒童藥草茶飲：

一是藥蜀葵（Eibisch）茶，孩子大約一歲以後可以開始服用此款茶飲。藥蜀葵主要的內含物是黏液，能溫和減緩刺激。藥蜀葵茶（根部、葉、花），必須用冷水泡製。飲用前再短暫加溫一下，但不可以太熱，否則內含的黏液質會被破壞掉。此茶飲每次可啜飲幾口，一日多次。

二是玫瑰果（Hagebutte）茶，同樣適合一歲以上的孩子。

藥草

玫瑰果感冒茶飲

乾燥玫瑰果……………… **20公克**
接骨木花藥草……………… **10公克**
椴樹花藥草……………… **10公克**

充分混合後從此花草配方中取半茶匙，用一杯滾水沖泡，靜置五到八分鐘，過濾後，再用蜂蜜或樺木糖調味。一天最多可給孩子三杯。

藥草

旋果蚊子草感冒茶飲

旋果蚊子草花藥草……………… **50公克**
椴樹花藥草……………… **30公克**
洋甘菊花藥草……………… **10公克**
乾燥玫瑰果……………… **10公克**

旋果蚊子草內含水楊酸，有減輕疼痛、抗發炎、退燒等效果。從此花草配方中取半茶匙，用一杯滾水沖泡，靜置五到八分鐘，過濾後再用蜂蜜或樺木糖調味。

藥草

咳不停時的鎮定安撫茶

乾燥甜茴香籽……………… **15公克**
披針葉車前草……………… **20公克**
百里香藥草……………… **15公克**

此配方給兩歲以上的孩子。混和均勻後，每杯茶取一平匙配方用熱水沖泡，靜置十分鐘，過濾後以啜飲方式服用。

藥草

對治乾咳的百里香藥草茶

- 百里香藥草……30公克
- 披針葉車前草……15公克
- 乾燥甜茴香籽……10公克

當您的孩子正飽受乾咳、支氣管卡他炎症或百日咳之苦，百里香配方茶飲能夠給予消解黏液、鎮定的效果。不過，半歲以上的孩子才能給予此茶飲。

將上述配方藥草充分混合，取半茶匙用一杯滾水沖泡，靜置五到八分鐘，過濾後再用蜂蜜[1]或樺木糖調味。

藥草

舒緩喉嚨痛玫瑰花茶

小公主們喉嚨痛時，給她們喝杯玫瑰花茶最有幫助啦！一茶匙的玫瑰花用100ml的水沖泡，靜置十分鐘再飲用。

藥草

蓮香報春花祛痰茶飲

- 蓮香報春花藥草……30公克
- 毛蕊花藥草……10公克
- 洋茴香籽藥草……20公克
- 百里香藥草……40公克

和毛蕊花（Königskerze）一樣，蓮香報春花也有消解黏液的功效。這個配方是個對孩子很有幫助的祛痰茶飲，只要充分混合後，取半茶匙用一杯滾水沖泡，靜置五分鐘，過濾後用蜂蜜[1]調味。

藥草

嬰幼兒百里香感冒藥草茶

混合等分量的乾燥百里香和乾燥接骨木花，從配方中取一公克，用一杯熱水沖泡，靜置五分鐘後過濾，依口味增甜調味。

1 審訂註：一歲以下嬰兒因腸胃系統尚未發展完備，可能會受蜂蜜中肉毒桿菌影響有中毒疑慮。建議避免食用。

Hustenalarm!

咳嗽警報！

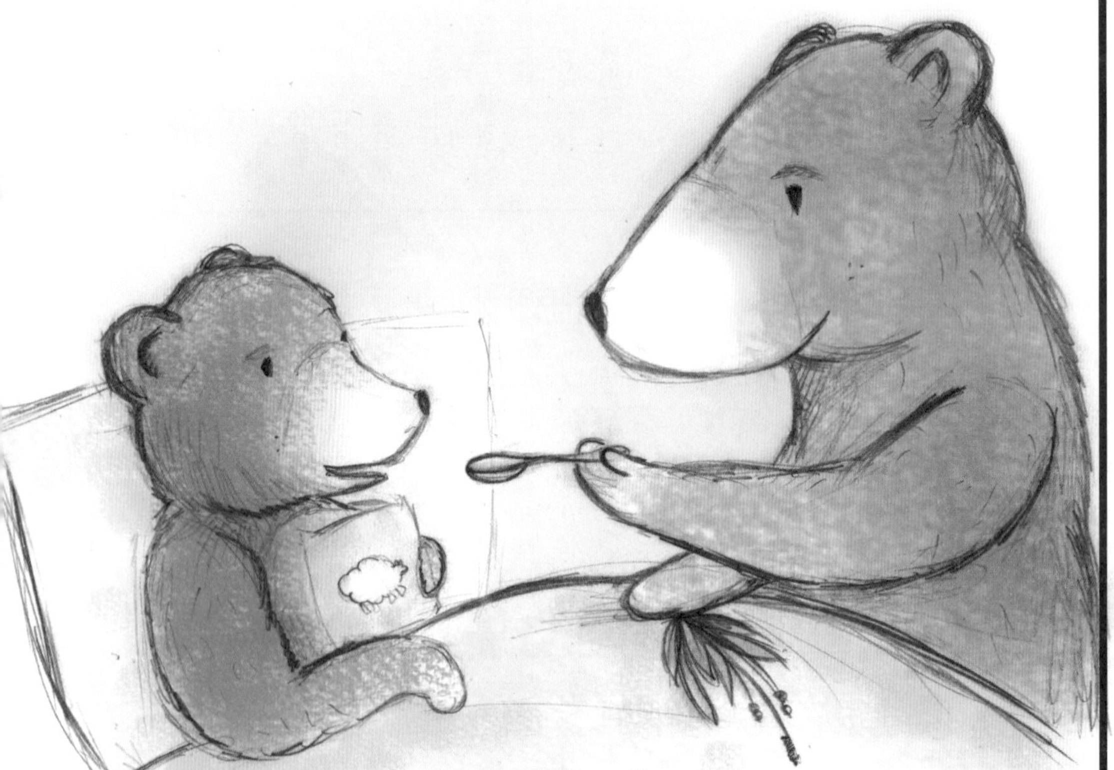

這到底是甚麼聲音啊？熊媽媽正在廚房裡忙著準備早餐，她驚訝地抬起頭，又來了，她又聽到一次！這聲音好像是：好像是：對，這是咳嗽聲準沒錯！而且還咳得很慘。

小熊貝奇該不會生病了吧？熊媽媽抓著頭一邊想著。又來了，又是這種恐怖的咳嗽聲！

「小貝奇，怎麼啦？」她邊喊著邊走進孩子房間。貝奇坐在床上、雙手交叉在胸前「媽，痛死了啦，我一直咳不停。」

「唉呦，您這可憐的咳嗽小傢伙！」熊媽媽說著便親暱地把小兒子抱在懷裡，安慰他說：「我們趕快來看一下藥草櫃裡頭的披針葉車前草糖漿還夠不夠。」

小熊貝奇又咳了咳。「除了糖漿，我們還要來做一條超棒的胸口敷布」媽媽說完就馬上行動，她幫貝奇蓋了棉被後回到廚房。首先她取了車前草糖漿瓶，哎呀，瓶子裡頭沒剩多少了。拿著湯匙和糖漿瓶，熊媽媽自信地走回房間。「來，嘴巴張開！」咳嗽小熊勇敢地吞下一匙車前草糖漿。

「明天一早我馬上再去採一些批針葉車前，然後我們來做新的糖漿。」熊媽媽說。

「現在我還要來幫你做一條胸口敷布，這樣咳嗽很快就會消失啦！」

熊媽媽取來她的羊毛抱枕和咳嗽配方油，在小熊貝奇的前胸後背塗上油，再用一條棉巾環繞包裹起來，之後在放上暖暖的抱枕。

媽媽也在貝奇腳底塗油，「哇，好癢啊！媽！」貝奇熊叫喊著。「你這可憐的咳嗽小傢伙，一定要塗腳腳才會趕快好起來啊」

一切弄妥了，媽媽把小熊蓋好被，唸了一篇故事給他聽。貝奇聽著聽著，很快就睡著了，當他起床後，咳嗽差不多已經好了。

藥草

披針葉車前草糖漿

披針葉車前草、北車前、寬葉車前都能用來製作美味的糖漿。可以參考第六章的「糖漿製作方法」進行製作。

披針葉車前草
Spitzwegerich
Plantago lanceolata

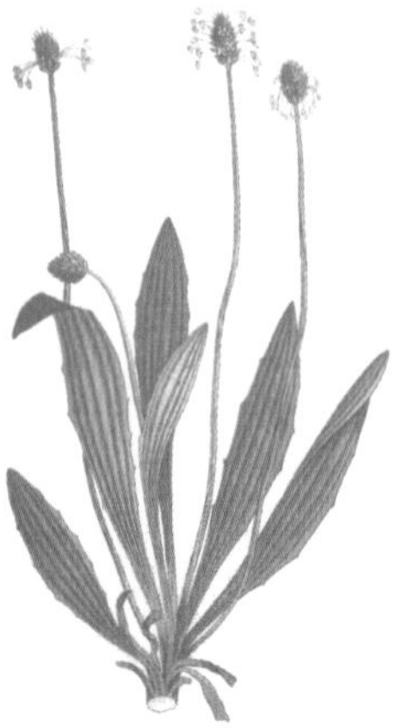

披針葉車前草偏好乾燥地區、石灰質含量低的土壤，因此我們可以在乾燥的草地上、農地、路旁、或在滿布石塊的山坡上找到它的身影。披針葉車前草有多年生、向下深扎的根部；葉叢呈蓮座狀，狹長、披針狀的葉片前端銳尖，葉長二十至四十公分，葉脈平行，甚少絨毛。

我們觀察一下披針葉車前草的葉子，能看到三到七條葉脈。從蓮座狀葉叢中長出長長直立的花莖卻沒有葉子，上面帶著不引人注意的花朵。花呈現圓柱狀卵形，有黃白色的雄蕊。只要見過一次，下次要再認出就沒有問題啦。

披針葉車前草的開花期是五月到九月。通常有披針葉車前草的地方也能找到北車前（Mittlere Wegerich）和寬葉車前（Breitwegerich）。

古代的藥草典籍已有記載披針葉車前草，是古代人所珍視的藥材。古日耳曼語稱披針葉車前草為「Läkeblad」療癒之草，證明其名聲卓著。當時的應用領域比現在還更多更廣。到了二戰期間，披針葉車前草酊劑用來替代抗生素，而茶飲也用來處理百日咳。

今日，這株真的很不起眼的植物常常被用來強化皮膚及黏膜，在呼吸道疾病、特別是當呼吸道滿布痰液時，披針葉車前草就是一帖良藥；同時也可用在慢性支氣管炎、百日咳、支氣管哮喘。

披針葉車前草應在開花時期採收並晾燥，我們採收其葉、莖和整個穗花。如果植材沒有完全乾透就會變色，變色的原因是其中的環烯醚萜苷形成了聚合體。

披針葉車前草之所以有療效，是因為內含物具有減輕刺激、收斂、抗菌等效果。咳嗽者服用後，引發咳嗽的刺激會減弱，症狀也會藉由車前草內含的黏液而減緩。運作的機轉是這樣的：黏液大分子無法通過黏膜，因此會在黏膜上形成一層保護膜，這層膜能夠擋掉刺激物，也因此抑制咳嗽，底下的黏膜也可以自我修復再生。

製作披針葉車前草糖漿的方式很多，讀者可在接下來的內容及第六章找到簡單製作各式糖漿的方法。最後提一下，如果被蚊子、蜜蜂、或任何昆蟲咬到的時候，披針葉車前草也能派上用場喔！把它的葉子捲一捲，稍微擠壓一下，把汁液塗在被叮咬的部位就行啦。

找披針葉車前草的難度真的是兒童等級的啦！連我都找得到喔！跟你爸媽一起去採，然後自己做一次糖漿，嚐起來馬上兩倍好喝！車前草花也能編成美美的髮圈，你也辦得到喔！

Anna（七歲）的小分享

止咳篇——個別咳嗽糖漿配方

其他

咳嗽沙啞時的蜂蜜洋蔥汁

1 將洋蔥切成小丁，裝入有旋蓋的玻璃瓶
2 用滿滿3到4湯匙蜂蜜或用砂糖取代，蓋過洋蔥丁
3 關上瓶子，靜置12到24小時
4 經過這段靜置期後，瓶子底部會出現一種像糖漿的汁
5 將洋蔥汁過篩後，裝入玻璃瓶裡即可

注意！一歲以下勿食用蜂蜜。

藥草

其他

春天芳香藥草的咳嗽糖漿

蓮香報春花或歐洲報春花（Primel）	**2公克**
香菫菜花	**5公克**
肺草花或肺草葉（Lungwort）	**5公克**
披針葉車前草葉	**5公克**
水	**500 ml**
蜂蜜	**200公克**

將芳香藥草充分混合，並用滾水沖泡。靜置至冷卻再過濾，調和蜂蜜並裝入深色瓶子即可。

百里香藥草糖漿

藥草 其他

說真的，一年到頭都可以製作百里香藥草糖漿。我們只需要一些新鮮的百里香藥草和蜂蜜或糖就行了。製作方法如雲杉嫩枝糖漿。

香堇菜糖漿

藥草 其他

1 一杯量的新鮮香堇菜花用250ml熱水沖泡
2 靜置一天過濾後，將香堇菜水再次加熱
3 再沖入一杯量的新鮮香堇菜花，再靜置一天
4 過濾後調和蜂蜜，直到出現稠稠液體狀的糖漿

雲杉嫩枝糖漿

藥草 其他

1 五月時採集雲杉嫩枝，稍微沖洗短暫晾乾
2 把嫩枝和糖以層層相疊的方式鋪入果醬瓶裡
3 想增加氣味層次，也可以疊入一兩片有機檸檬
4 蓋好玻璃罐，放在有陽光處約兩週
5 把罐子移到另一個溫暖但無太陽直射處，再放六到八週
6 經過整個約八到十週的過程，瓶子裡會出現棕棕的糖漿
7 過篩後裝入深色瓶子裡

這款糖漿是感冒時的超美味好幫手。一次給孩子一茶匙，每天最多三次。也可用此糖漿為藥草茶調味。

Section 3

Further Recipes

其他問題

口腔問題——

牙齦發炎時的漱口水／口腔感染漱口液

牙齦發炎

當牙齦發炎或快要拔牙時，用洋茴香作成的漱口水能鎮定牙齦，給予協助。沒有洋茴香，我們也可以用一滴丁香來替代。

口腔或喉腔感染

這兩種感染都很痛，而且往往伴隨吞嚥困難。漱口液派上用場。

精油　其他

牙齦發炎時的漱口水

- 鹽水……1茶匙
- 洋茴香……2滴
- 溫水……一杯

注意！這款漱口水只適合讓六、七歲以上的孩子使用。

漱口水不能吞下去，一定要再吐出來。替代方案是用鼠尾草茶製作漱口水，讓鼠尾草浸泡八到十分鐘，這樣植物裡所含的單寧酸才能釋放出來，達到強效的收斂效果。鼠尾草茶也不能吞下去，一定要再吐出來。

精油　其他

口腔感染疼痛舒緩漱口液

- 佛手柑……2滴
- 白千層……1滴
- 鹽水……1茶匙

將以上材料混合，加入一杯溫水裡，用它漱口。

注意！這款漱口水不能吞下去，一定要吐出來。

成長痛——成長痛按摩油

成長痛

成長痛有時候相當惱人，也往往對孩子造成困擾。大部分成長痛都相當不明確，也無法確切定位。當孩子覺得「我不知道到底哪裡痛，但就是痛」時，透過輕柔的按摩，配合以下的配方油，會有幫助的。

精油　植物油

成長痛按摩油

聖約翰草浸泡油	30 ml
真正薰衣草	2 滴
白千層	2 滴
葡萄柚	3 滴

眼睛問題——結膜炎洗劑

純露

結膜炎洗劑

患結膜炎時，用新鮮玫瑰純露輕柔地沖洗會有幫助。此時要注意的一點是，所使用的玫瑰純露絕對不可含有防腐劑或酒精。

耳朵痛——幼兒的緩解耳痛油／嬰兒的緩解耳痛／洋蔥蒜汁耳滴劑／碎洋蔥耳痛敷布

精油　植物油

嬰兒的緩解耳痛油

聖約翰草浸泡油……5滴
荷荷芭油……5 ml
沉香醇百里香……2滴

將配方調和後，用一點油輕柔塗抹在小孩的耳背。

其他

洋蔥蒜汁耳滴劑

用壓蒜頭器擠壓生的洋蔥丁，把擠出的汁裝進小瓶子裡，用滴管滴幾滴到耳朵裡，再將一個棉花球小心地塞在耳殼。

注意！不要塞太進去。

精油　植物油

幼兒的緩解耳痛油

聖約翰草浸泡油……3滴
白千層……1滴

調和聖約翰草浸泡油和一滴白千層精油，用一顆小棉花球浸漬，稍微壓一壓，然後把棉花球小心地放在耳朵聽道口前方，請不要往裡塞！

注意！使用這種方式的條件是耳膜完整無損，還有孩子已經兩到三歲以上了。

其他

碎洋蔥耳痛敷布

將烤熟的洋蔥剁碎，鋪平放在一條紗布上，然後捲成一條不過粗的「香腸」，繞著耳朵貼敷，再用頭巾固定。敷大約半小時即可。

肚子痛——甜甜腹部按摩油／治腹瀉的黑莓葉茶

精油　植物油

甜甜腹部按摩油

紅桔	3滴
馬鞭草酮迷迭香	1滴
甜杏仁油	10 ml

調和均勻即可用來按摩腹部。

藥草

治腹瀉的黑莓葉茶

孩子也可以服用此款茶飲。劑量為每杯茶用一茶匙黑莓葉（Rubus fruticosus）沖泡，置涼後飲用。

尿道感染——尿道感染時的坐浴

尿道感染

處理尿道感染，主要是要減輕發炎程度，也能因此減輕排尿時的疼痛。

精油　其他

尿道感染時的坐浴

奶精球	1顆
沉香醇百里香	1滴
佛手柑	2滴

在盥洗盆中倒入約兩公升半至三公升的溫水，不超過攝氏三十八度。將此配方混和乳化在溫水中。讓您的孩子坐在盆中，坐大約十分鐘後幫他擦乾。作為替代方案，您也可以把清淡的百里香茶用作沖洗劑或坐浴水。

睡眠問題——助睡薰香配方／一夜好眠足部按摩油／蘋果皮茶

精油

助睡薰香配方

羅馬洋甘菊	2滴
真正薰衣草	2滴
紅桔	4滴

從配方中取兩滴至薰香燈使用。

其他

蘋果皮茶

蘋果皮茶同樣能增進睡眠品質。味道好，不加糖也好喝，而且還能幫助減緩咳嗽刺激。

精油

植物油

一夜好眠足部按摩油

甜杏仁油	50 ml
真正薰衣草	3滴
紅桔	2滴
香草	1滴

當您孩子要上床睡覺時，調配這個配方塗抹他的腳底幫助他一夜好眠，替代方案是薰衣草浸泡油，可參考第二章的常備香氣薰衣草。

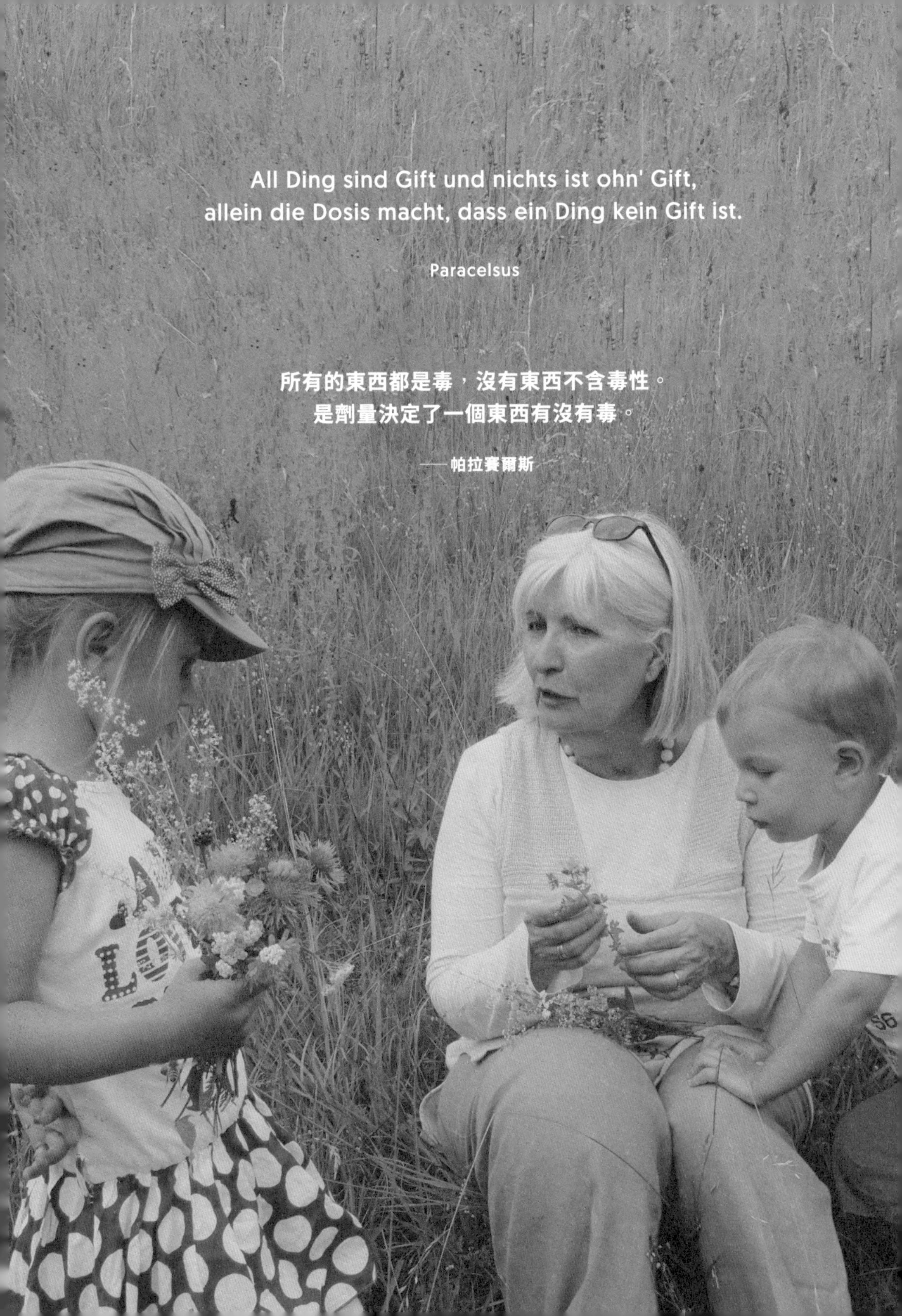

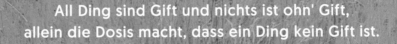

All Ding sind Gift und nichts ist ohn' Gift,
allein die Dosis macht, dass ein Ding kein Gift ist.

Paracelsus

所有的東西都是毒，沒有東西不含毒性。
是劑量決定了一個東西有沒有毒。

——帕拉賽爾斯

Chapter 5

｜使用原則｜
還有一些小叮嚀

Section 1
通用原則

Section 2
關於皮膚的吸收部位

Section 3
精油使用原則與禁忌

Section 4
純露、植物油與藥草茶飲的使用原則

Section 5
薰香器材的使用

Section 1

Common Rules

通用原則

一、孩子越小，精油和藥草製劑、藥草茶飲的用量就應該越少。

二、要考慮到孩子的體重：柔弱、體重輕的孩子能承受的量比強健壯碩的孩子少。

三、如果您的孩子非常敏感，那劑量也一樣要盡可能減少。

四、年長一點、大約九歲以上的孩子，可以開始為他們調製個人配方。

五、在劇烈疼痛的情況可以偶一為之使用高一點的劑量，絕不應該長期使用。

六、塗抹的皮膚面積越大，精油的劑量應該要更少。

七、切勿將純精油塗抹在孩子臉部、眼睛或鼻子附近。也不可把加了精油的棉花球塞進鼻子！這種使用法可能會導致不可預期的不良後果。即使是成人，這些用法對黏膜也會造成極度刺激！

Section 2

About Your Skin

關於皮膚的吸收部位

哪些部位的皮膚吸收較好？

精油吸收度最好的地方在腳底、手掌、頭皮、額頭、手肘，還有所有富含毛囊的部位。因此在芳療應用上把腳底也納入使用範圍，常常會很有助益，比如說在容易感冒的時節。

受傷的皮膚同樣可以有效吸收精油和藥草的有效物質，因為受損的皮膚並不構成阻礙。

有感冒症狀時，我常會建議將配方油塗抹在前胸和後背，接著放一塊溫熱而濕潤的敷布，有了溫度和濕氣，配方油能發揮更好的效果。

Section 3

Essential oils

精油使用原則與禁忌

基本原則是：只有在「緊急情況」時，六個月以下的嬰兒才可以用精油。

就算想要使用精油，我們也一定要注意，有沒有把精油稀釋到與孩子年紀相符的濃度。在小人兒身上使用純露、植物油或茶飲，會是更好的主意。

在這個階段，我們不該使用任何針對化解黏液的精油甚至茶飲，這個年紀的嬰兒還不會把化解的黏液咳出來，這會「卡在喉嚨裡」，有可能因此導致孩子窒息而死，請務必謹慎為上！

若您還是想使用精油，請參考書末提供的年齡對照表。

給六個月以下嬰兒：只有在緊急情況時，才可以使用精油。

給六個月至三歲的幼兒使用的精油：不該在幼兒身上使用太多精油，他們的小鼻子還沒辦法應付過於強烈的香氣。不過在這個年紀可使用的精油選項就多了不少。

孩子三歲以後的孩子：此階段我們對於精油的選擇就輕鬆多了，強健的孩子已經能夠承受很多不同的精油。不過此時我們還是要一直記得，我們面對的不是小號的成人，而是孩童！

有疑慮時，請您先看一下二一四頁後的使用年齡對照表，會幫助您做出正確選擇，選定適合孩子的精油。

Section 4

Hydrosols, Carrier Oils & Herbs

純露、植物油與藥草茶飲的使用原則

哪種純露？什麼情況可用？

通常我們選擇純露會比精油稍微輕鬆一點，因為選擇錯誤而造成危險的機會相當小。在後面對照表裡，您會看到一系列特別適合用來照護兒童的純露。

特別適合用來照護兒童的植物油

在人稱「基底油」的植物油裡，做出正確的選擇也很重要。對照表裡有個總覽，告訴您某款植物油在什麼情況下會是正確的選擇。

哪種茶飲對治哪種症狀

藥草在民俗療法中已有悠久的傳統，我們列出的對照表正是出自這些古老的知識，告訴您這些適合孩子使用的藥草有哪些應用的可能性。

花草茶則是自成一個天地。許多藥草都是以單方使用，很多種香草則是會建議搭配成配方來使用。在書末的列表中我將香草個別列出，用這些香草能製作出書中所建議的各種茶飲。若遇到不確定的狀況，請您向您信賴的藥局或藥草芳療師諮詢，他們也能幫您配出正確的配方。

Section 5

Aroma Lamp

薰香器材的使用

使用薰香器材要特別注意的事

我總是不斷被問到哪種空間薰香器比較好。這個問題很難回答，因為這取決於很多因素。不管用的是哪種，重要的是我們要知道：如果我們在有薰香的空間待久了，經過一段時間之後，就再也聞不出香氣了。

因此我會建議，薰香燈開了半小時到四十五分鐘之後，就關掉一陣子，或是把蠟燭吹熄。

您會說：「這樣不就什麼都聞不到了嗎？」

其實，薰香的效果關機後和關機前一樣都在！您若離開那個空間，等幾分鐘之後再回去，就會發現其實香氣一直漂浮在空間裡。

現在我們依序介紹各種薰香設備：

使用茶燭的薰香燈（薰香燭台）

要使用茶燭薰香燈之前，須確定您的孩子不會「好奇」到把薰香燈當作玩具，或是當作「一心想佔有的物品」。明火不是孩子小手能碰的東西啊！

使用明火的薰香燈也就是經典款式，一直到幾年前還是最常見的。有兩個重點一定要注意，薰香燈上的盛水凹盤的容量一定要夠，還有火焰和盛水凹盤的距離不能安排得太近，否則盛著精油的水會過熱，有時候反而會開始沸騰而非蒸發。這種薰香燈還有一點令人非常遺憾，就是只適合十坪以下的空間。

notes 小筆記

本書所有配方提到的薰香燈為使用蠟燭隔水加熱擴散精油的方式，
建議使用插電擴香石取代，以降低明火的危險。

\ 電加熱薰香燈 /

市面上有一系列漂亮的電動薰香燈，可同時用來裝點布置空間，有些薰香燈還有五彩繽紛的玻璃罩。電熱薰香燈有一個玻璃容器，讓水和精油能裝在裡頭一起揮發，明亮燈泡所散發的熱度會溫和地加熱水和精油，香氣便會散布在空間裡。我非常喜歡這種空間薰香器，因為我們可以一連兩、三小時不用特別去顧它，也不怕液體會加溫過頭。

電熱薰香燈適合最多 6 坪左右的空間。

\ 水氧機 /

水氧機出現在市面上已經一段時間了。這種電動裝置本身不會變熱，因為有溫度調控器。水氧機能很優雅地將精油「如雲霧般吹入」空間：形狀大多像是凱格爾運動用具，在尖端的部分有個開口，雲霧蒸氣就從那裡飄出，把精油散入空間中，有些看起來像座小火山。這個用具也須精油加水一起使用，水氧機能將配方油打散成許多細小微粒、以幾乎無噪音的方式吹入房間空氣裡。水氧機的薰香空間範圍最多大約 10 坪。當加入的水用光了，水氧機會自動關機。

\ 香陶石／陶珠 /

這是一種沒有上釉的陶土芳香石，在石頭上滴上純精油，香陶石便會將香氣慢慢地散到空氣裡。香陶石很適合放在床頭櫃，用香氣啟動「睡意」。

\ 擴香竹 /

擴香竹是用一些大部分是藤做的木頭細棍，插入一個含有芳香配方的瓶子裡，這配方的成分有精油、酒精、植物甘油。是種特別適合細緻香氣的擴香用具。

\ 芳香噴泉 /

芳香噴泉結合了濕潤空氣的功能和精油提振的效用，能創造出很宜人的空間氛圍。您能在市面上找到極多樣式的芳香噴泉。適合的薰香空間大小是 8 坪以下。

Chapter 6

手作指南
芳療小藥舖製作指引

Section 1
常見製作方法

Section 2
使用年齡對照表

Section 3
名詞索引

精油　純露　其他

空間噴霧製作

- 噴瓶……50 ml
- 伏特加……5 ml
- 精油（任選或依配方建議）……10 滴
- 蒸餾水或任選純露……45 ml

將以上材料依上述順序加入噴瓶裡並混合，鎖好瓶蓋，完成！

別忘記寫上標籤！

Section 1

Basic Recipes

常見製作方法

notes 小筆記

\ 量度工具一覽 /

一湯匙	一茶匙	一咖啡匙
約 15 ml	約 5 ml	約 10 ml

\ 手作小知識 /

若調製精油產品時，有加入純露或水等水相基質，使用前需先搖晃，稍作混合後再使用。或是加入乳化劑（奶精球等）幫助分散乳化。

\ 其他天然材料使用建議 /

羊毛｜可能為過敏原，可使用台灣紗布巾取代

蜂蜜｜一歲以下嬰兒因腸胃系統尚未發展完備，可能會受蜂蜜中肉毒桿菌影響有中毒疑慮。雖然製品皆為外用，仍可能因沾染皮膚而不小心舔入，建議避免使用。

植物油　藥草

浸泡油製作

果醬玻璃瓶……一個
任選藥草或花朵……一把
植物油……約等同容器量

作法：

1 果醬玻璃瓶事先以滾水煮過，再用酒精擦拭乾淨
2 藥草或花朵植材先在餐巾紙上鋪開晾乾大約半天
3 將植材裝入玻璃瓶內，倒入植物油淹過植材
4 用一隻乾淨的木湯匙把植材再往下壓一點
5 鬆鬆地蓋上蓋子，把玻璃瓶擺放在溫暖的地方
6 每天都要小心地把這瓶浸泡油好好搖一搖，浸泡四到六週
7 將植材過濾掉，過濾時最好使用泡茶用的濾網
8 將油裝入深色瓶子裡，並寫上標籤即完成

浸泡用的植物油可任選如葵花子油、甜杏仁油、橄欖油、油菜籽油（Rapsöl）等。浸泡過程的存放處不一定要在暗處，但請勿放在陽光照射的到的地方。聖約翰草油是例外，必須放置在有陽光處。浸泡油通常可以保存一年。不過保險起見，您每次使用前都該試聞一下。

其他　藥草

酊劑製作

果醬玻璃瓶……一個
任選藥草或花朵……一把
伏特加或穀物酒精……約等同容器量

作法：

1 果醬玻璃瓶事先以滾水煮過，再用酒精擦拭乾淨
2 藥草或花朵植材先在餐巾紙上鋪開晾乾大約半天
3 將植材裝入玻璃瓶內，倒入酒精淹過植材
4 靜置大約四週後，再用咖啡濾紙過濾
5 將酊劑裝入深色瓶，並寫上標籤即完成

各種油膏製作——蜂蠟油膏/乳油木果油膏/椰子油香膏/羊毛脂油膏

蜂蠟油膏

精油 植物油 其他

植物油……50ml
蜂蠟……4公克
精油（任選或依配方建議）……8滴以內

作法：
1 蜂蠟隔水加熱，溶化後離火
2 拌入植物油和精油，快速裝入油膏罐裡即可

油膏可保存約一年，植物油可任選甜杏仁油、油菜籽油、荷荷芭油、橄欖油等。

乳油木果油膏

精油 植物油 其他

乳油木果脂……20公克
植物油……10～20公克
精油（任選或依配方建議）……6～8滴

作法：
1 用大約攝氏三十度溫和地融化乳油木果脂（冬天時放在暖氣板旁邊即可）
2 拌入植物油和精油，快速裝入油膏罐裡即可

植物油可任選甜杏仁油、油菜籽油、荷荷芭油、金盞花浸泡油等，依照自己想要的軟硬度調節油量。此油膏可保存約六個月。

椰子油香膏

精油 植物油 其他

有機椰子油……30公克
植物油（依自己想要的軟硬度）……5～10公克
精油（任選或依配方建議）……6～8滴

椰子油在室溫底下融化也還算快，當椰子油微微溫熱融化後，拌入植物油，再混入精油，裝入乾淨的油膏罐即可。此油膏可保存約三個月。

其他　純露　植物油　精油

羊毛脂油膏

乳油木果脂	60公克
植物油或浸泡油	20公克
蜂蠟	7公克
精油（任選或依配方建議）	10滴以內
無水羊毛脂	5公克
任選純露	10 ml

作法：

1 把蜂蠟、羊毛脂和植物油加在一起，慢慢隔水加熱（蜂蠟熔點約攝氏六十五度）

2 離火後拌入乳油木果脂，同時稍微加溫純露（就在同一個隔水加熱鍋裡）

3 乳油木果脂融化後，邊攪拌油脂邊倒純露以均勻混和

4 之後再拌入精油，裝入罐子即可。

此油膏可保存約三個月。

搖搖擦洗劑作法——長水痘的時候，還有例如發唇皰疹時，這個含有氧化鋅的搖搖擦洗劑就能派上用場。

其他　純露　植物油　精油

鎮定疹子的搖搖擦洗劑

乳液瓶	100 ml
氧化鋅	20公克
滑石粉	20公克
85%甘油	30公克
玫瑰純露或香蜂草純露	30～40公克
佛手柑	2滴
花梨木或芳樟葉	2滴
玫瑰草	1滴

作法：

1 把氧化鋅放在事先用酒精擦拭過的沙拉碗裡

2 混入滑石粉，再加入甘油

3 混和成有點像麵團的混合物，再加入所選的精油充分混合

4 最後再混入所選純露，這樣會得到一種乳水狀的溶液

5 裝入乳液罐，完成！

這個搖搖擦洗劑能鎮定發炎的疹子，有點冷膚的效果。發唇皰疹時也可以使用。

糖漿製作——堆疊法／埋地法／萃取法

其他　藥草

堆疊法

1 在果醬瓶裡以層層堆疊的方式，加入所選香草植材
2 加入蔗糖或樺木糖直到罐口後蓋上關緊
3 存放在遮光而溫暖處，最好是在地下室
4 經過大約兩個月後，糖應該會變成液態
5 這時就可以過濾掉植材，裝瓶即可

您可依照這個方式製作披針葉車前草糖漿、蒲公英糖漿、百里香糖漿、雲杉或冷杉嫩枝糖漿等等。

其他　藥草

埋地法

此方法也是先將所選的香草植材和蔗糖或蜂蜜放入果醬瓶，關緊後埋在花園地底大約半公尺深的地方，此時請標註所埋的地點，之後才找得到。就像上述方式，經過大約兩到三個月後，糖會變成液態，這時就可以過濾、裝瓶。

藥草　其他

萃取法

有機檸檬……2顆
糖……500公克
燒開的水……2公升
芳香藥草……視容器大小

作法：

1 將所選的香草、果實、花朵（如接骨木、紅醋栗、香蜂草、薄荷、蒲公英等）裝在一個大碗裡
2 投入切成片的檸檬，然後撒上糖，倒入燒開的水
3 用擦碗布蓋住碗，靜置四十八小時
4 最後用一個細篩過濾，裝入乾淨的瓶子即可

有機檸檬的替代品是結晶狀的檸檬酸，可在健康食品館買到。

藥草　其他

止咳糖製作

蜂蜜……200公克
水……115ml
芳香藥草……6茶匙
小的矽膠冰塊模子……1盒

作法：

1 滾水沖泡芳香藥草，靜置大約二十分鐘後過濾
2 將芳香藥草萃取液和蜂蜜放入平底鍋燒至焦糖化（請開中火，在這期間一直用大木匙攪動避免燒焦）
3 經過約半小時後已經變得黏稠，開始起泡時迅速離火
4 儘快倒入矽膠模子中，待完全冷卻才從模子裡取出
5 稍微在糖粉或甜菊葉粉（Steviapuder）裡滾一滾避免沾黏

在乾燥、涼爽、好的儲存環境下，這種止咳糖可以保持三個月。依照這個配方，您可以按照自己的口味做出各種不同的止咳糖：香堇菜糖、鼠尾草糖、百里香藥草糖、薰衣草藥草糖、或是綜合口味（例如香堇菜配蓮香報春花等）。

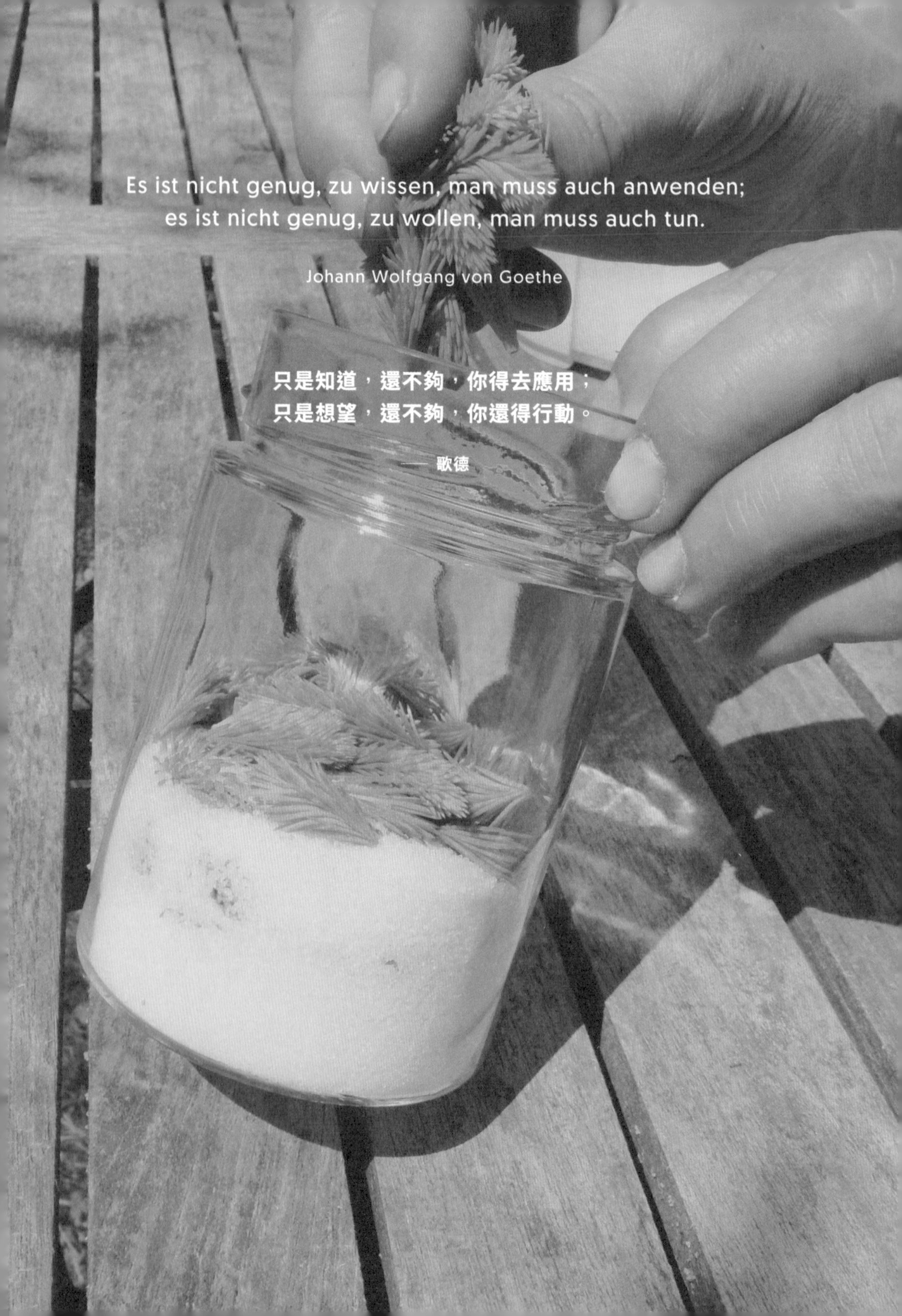

Es ist nicht genug, zu wissen, man muss auch anwenden;
es ist nicht genug, zu wollen, man muss auch tun.

Johann Wolfgang von Goethe

只是知道，還不夠，你得去應用；
只是想望，還不夠，你還得行動。

— 歌德

Section 2

Age Group Table

使用年齡對照表

notes 小筆記

\ 孩子的年齡區分一覽 /

學齡前 preschool
3～6歲

新生兒 newborn
出生1個月內

學齡兒童 school period
6歲～12歲

嬰兒 infant
1歲以內

青春期 adolescence
12～18歲

幼兒 toddler
1歲～3歲

兒童 child
通常指12歲以下孩子

	0-6 個月	6-12 個月	1-3 歲	3-6 歲	6 歲以上	青春期
	不用	只能薰香	只能薰香	只能薰香	感冒香膏，薰香	感冒香膏，薰香
	不用	不用	只能薰香	只能薰香	只能薰香	護膚（痤瘡），薰香
	只能薰香	只能薰香	護膚，薰香	護膚，薰香	護膚，薰香	護膚，薰香
	脹氣，便祕	便祕	便祕	便祕	便祕	便祕
	不用	不用	薰香	薰香	薰香	香膏，薰香
	耳鼻喉疾病，薰香，護膚	耳鼻喉疾病，薰香，護膚	耳鼻喉疾病，薰香，護膚	耳鼻喉疾病，薰香，護膚	耳鼻喉疾病，薰香，護膚	耳鼻喉疾病，薰香，護膚
	脹氣，便祕	脹氣，便祕	脹氣，便祕	便祕	便祕	便祕
	不用	只能薰香	薰香，尿道感染	薰香，尿道感染，皮膚問題	薰香，尿道感染，皮膚問題	薰香，尿道感染，皮膚問題，睡眠問題
	長牙，新生兒腹絞痛：塗抹身體。感冒：薰香	長牙，腹絞痛，感冒，薰香，護膚	鼻炎，護膚，疼痛，睡眠問題，薰香	鼻炎，護膚，疼痛，睡眠問題，薰香	鼻炎，護膚，疼痛，睡眠問題，薰香	鼻炎，護膚，疼痛，睡眠問題，薰香
	不用	只能薰香	只能薰香	只能薰香	只能薰香	只能薰香
	不用	不用	受傷，異位性皮膚炎，牛皮癬，猩紅熱，百日咳	受傷，異位性皮膚炎，牛皮癬，猩紅熱，百日咳	受傷，異位性皮膚炎，牛皮癬，猩紅熱，百日咳	痤瘡，受傷，異位性皮膚炎，牛皮癬，猩紅熱，百日咳
	護膚，哮吼，薰香	護膚，哮吼，薰香	護膚，哮吼，薰香	護膚，睡眠問題，薰香	護膚，睡眠問題，薰香	護膚，睡眠問題，薰香
	不用	只能薰香	護膚，薰香	護膚，薰香	護膚，薰香	護膚，薰香

頁碼	拉丁學名	精油名稱	功效	禁忌
089	Abies alba	歐洲冷杉 Weißtanne	感冒，空間殺菌	無
149	Acacia dealbata	銀合歡 Mimosa	焦慮，壓力，護膚（痤瘡）	無
147	Amyris balsamifera	阿米香樹 Amyris	護膚，協調勻和，抗壓	無
054	Anethum graveolens	時蘿 Dill	鎮定安撫，抗痙攣	無
132	Angelica archangelica	歐白芷根 Angelikawurzel	抗感染，抗發炎，消解黏液，促進消化，緊張，壓力，焦慮，睡眠困擾	日光浴 前勿用
059	Aniba rosaeodora	花梨木 Rosenholz	護膚，感冒（耳鼻喉疾病）， 焦慮，睡眠問題，不安	無
094	Carum carvi	藏茴香 Kümmel	解痙攣，消脹氣，可代替小茴香	無
144	Cedrus atlantica	大西洋雪松 Atlaszeder	鼻炎，支氣管炎，尿道感染， 緊張，護膚	癲癇患 者勿用
052	Chamaemelum nobile / Anthemis nobilis	羅馬洋甘菊 Kamille römisch	牙痛，小兒腹絞痛，流鼻涕，護膚， 壓力，睡眠問題，過動	注意 劑量
074	Cinnamomum zeylanicum/ Cinnamomum verum	肉桂葉 Zimtblatt	放鬆，抗痙攣，鎮定安撫，包圍呵護	只能 薰香
166	Cistus ladanifer	岩玫瑰 Cistrose	皮膚問題，痤瘡，異位性皮膚炎， 牛皮癬，猩紅熱，百日咳，膀胱炎	無
077	Citrus aurantium （var. amara）	橙花 Neroli	驚嚇用油！氣喘，哮吼，咽喉炎， 壓力，焦慮，抗痙攣，包圍呵護， 提振心情，皮膚問題	無
079	Citrus bergamia	佛手柑 Bergamotte	治療傷口，抗發炎，焦慮，低落， 壓力，抗感染	日光浴 前勿用

0-6 個月	6-12 個月	1-3 歲	3-6 歲	6 歲以上	青春期
只能空間殺菌	空間殺菌	空間殺菌	感冒香膏，疣子，退燒敷布，薰香	感冒香膏，疣子，退燒敷布，薰香	感冒香膏，疣子，退燒敷布，薰香
只能薰香	只能薰香	百日咳，支氣管炎，止咳浸泡油，薰香	百日咳，支氣管炎，止咳浸泡油，薰香	百日咳，支氣管炎，止咳浸泡油，薰香	百日咳，支氣管炎，止咳浸泡油，薰香
護膚，薰香	護膚，薰香	護膚，薰香	護膚，薰香	護膚，薰香	護膚，薰香
只能薰香	只能薰香	照護用油，護膚香膏，薰香	薰香，護膚	薰香，護膚	薰香，護膚
只能薰香	只能薰香	薰香	薰香	薰香	香膏，薰香
不用	不用	只能薰香	只能薰香	只能薰香	香膏，薰香
只能薰香	只能薰香	只用薰香	只用薰香	只用薰香	只用薰香
脹氣，便秘	脹氣，便秘	脹氣，便秘	便秘	便秘	便秘
不用	只能薰香	只能薰香	只能薰香	感冒香膏，薰香	感冒香膏，薰香，特殊香膏
不用	不用	只能薰香	只能薰香	只能薰香	只能薰香
只能薰香	退燒敷布，薰香	照護用油，護膚香膏，退燒敷布，薰香	照護用油，護膚香膏，退燒敷布，薰香	照護用油，護膚香膏，退燒敷布，薰香	照護用油，護膚香膏，痤瘡，退燒敷布，薰香
不用	只能薰香	只能薰香	只能薰香	只能薰香	只能薰香
絕對不可使用，可能會導致呼吸暫停！	絕對不可使用，可能會導致呼吸暫停！	絕對不可使用，可能會導致呼吸暫停！	可用微小劑量薰香	薰香，感冒香膏	薰香，感冒香膏
只能薰香	薰香，感冒香膏	薰香，感冒香膏	薰香，感冒香膏	薰香，感冒香膏	薰香，感冒香膏

頁碼	拉丁學名	精油名稱	功效	禁忌
055	Citrus limon	檸檬 Zitrone	空間殺菌，消化不適，退燒，疣子，增進注意力	無
065 086 139	Citrus paradisi	葡萄柚 Grapefruit	提神，激勵，促進血液循環，百日咳，支氣管炎，青春期危機，焦慮	無
069	Citrus reticulata	紅桔 Mandarine rot	鎮定安撫，包圍呵護，放鬆，睡眠問題，焦慮，不安	無
073	Citrus sinensis	甜橙 Orange süß	壓力，焦慮，鎮定安撫，抗痙攣	無
137 155 172	Citrus sinensis 'Moro'	血橙 Bluteorange	有助處理日照不足，緊張，壓力	日光浴前勿用
099	Coriandrum sativum	芫荽籽 Koriandersamen	流行性感冒，精疲力盡，注意力不集中	無
061	Corymbia citriodora	檸檬尤加利 Eucalyptus citriodora	防蟲	無
123	Cuminum cyminum	小茴香 Kreuzkümmel	解痙攣，消脹氣，可代替藏茴香	無
091	Cupressus sempervirens	絲柏 Zypresse	受傷，抗痙攣，止汗，止痛，鎮定安撫，不安，自我信任，百日咳，驅蟲	無
163 165	Cymbopogon flexuosus/ Cymbopogon citratus	檸檬香茅 Lemongrass	提振免疫系統，提神，驅蟲，止痛，痤瘡	可能會刺激皮膚！嬰幼兒勿使用！
159 169	Cymbopogon martinii	玫瑰草 Palmarosa	退燒，抗病毒，抗痙攣，痤瘡，一般皮膚問題，黴菌	無
137	Dipteryx odorata	零陵香豆 Tonka	鎮定安撫，包圍呵護，放鬆，睡眠問題，焦慮，不安	無
060	Eucalyptus globulus	藍膠尤加利 Eucalyptus globulus	感冒	四歲以下孩童絕對不可使用，可能會導致呼吸暫停
060	Eucalyptus staigeriana	史泰格尤加利 Eucalyptus staigeriana	感冒，身心症	無

	0-6 個月	6-12 個月	1-3 歲	3-6 歲	6 歲以上	青春期
	脹氣，便秘	脹氣，便秘	脹氣，便秘	便秘	便秘	便秘，月經問題
	只能薰香	防曬膏，受傷	防曬膏，受傷	流血，血腫，受傷，牛皮癬，防曬	流血，血腫，受傷，牛皮癬，防曬	流血，血腫，受傷，牛皮癬，防曬
	不用	不用	感冒香膏，薰香	感冒香膏，薰香	感冒香膏，薰香	感冒香膏，薰香
	不用	只能薰香	只能薰香	只能薰香	感冒香膏，薰香	感冒香膏，薰香
	護膚，蚊蟲叮咬	護膚，感冒，燒燙傷，蚊蟲叮咬，睡眠問題：塗抹身體，薰香	護膚，感冒，燒燙傷，蚊蟲叮咬，睡眠問題：塗抹身體，薰香	護膚，感冒，燒燙傷，蚊蟲叮咬，睡眠問題：塗抹身體，薰香	護膚，感冒，燒燙傷，蚊蟲叮咬，睡眠問題：塗抹身體，薰香	護膚，感冒，燒燙傷，蚊蟲叮咬，睡眠問題：塗抹身體，薰香
	不用	只能薰香	只能薰香	感冒香膏，薰香	感冒香膏，薰香，幫助學習	感冒香膏，薰香，幫助學習
	護膚	護膚	護膚	搔癢，皮膚問題，傷口，足癬，壓力，感冒，增強免疫系統	搔癢，皮膚問題，傷口，足癬，壓力，感冒，增強免疫系統	搔癢，皮膚問題，傷口，足癬，壓力，感冒，增強免疫系統
	只能薰香	感冒香膏，薰香	感冒香膏，薰香	感冒香膏，薰香	感冒香膏，薰香，幫助學習	感冒香膏，薰香，幫助學習
	不用	只能薰香	感冒香膏，薰香	感冒香膏，薰香	感冒香膏，薰香，幫助學習	感冒香膏，薰香，幫助學習
	不用	不用	只能薰香	睡眠問題，花粉熱，氣喘，唇皰疹，薰香	睡眠問題，花粉熱，氣喘，唇皰疹，薰香	睡眠問題，花粉熱，氣喘，唇皰疹，月經痙攣，薰香
	不用	只能薰香	護膚，薰香	護膚，薰香	護膚，薰香	護膚，薰香
	不用	不用	不用	只能薰香	薰香，沐浴膠	薰香，沐浴膠
	不用	只能薰香	感冒香膏，薰香	感冒香膏，薰香	感冒香膏，薰香，幫助學習	感冒香膏，薰香，護膚，幫助學習

頁碼	拉丁學名	精油名稱	功效	禁忌
095	Foeniculum vulgare var. dulce	甜茴香 Fenchel	消化問題，感冒，支氣管炎	勿長期使用，注意劑量！
044	Helichrysum italicum/ Helichrysum angustifolium	義大利永久花 Immortelle	流血，血腫，受傷，牛皮癬，防曬	注意劑量
066	Hyssopus officinalis var. decumbens	高地牛膝草 Ysop decumbens	化解黏液，感冒，皰疹，氣喘，強化神經，抗焦慮	三歲以下小孩勿用！
091	Juniperus virginiana	維吉尼亞雪松 Virginia-Zeder	痤瘡，濕疹，呼吸道感染，支氣管炎，膀胱炎	癲癇患者勿用
041	Lavandula angustifolia	真正薰衣草 Lavendel fein	鎮定安撫，頭痛，皮膚問題，感冒，燒燙傷，蚊蟲叮咬，睡眠問題，焦慮，壓力	無
041	Lavandula intermedia/ Lavandula hybrida	醒目薰衣草 Lavandin Super	激勵，增進注意力，治療傷口，感冒時止痛，鼻竇不適，防蟲	無
062	Leptospermum scoparium	松紅梅 Manuka	搔癢，皮膚問題，傷口，足癬，壓力，感冒，強化免疫系統	無
057	Melaleuca cajeputi / Melaleuca leucadendra	白千層 Cajeput	感冒，止痛，增進注意力	六個月以下嬰兒勿用
061	Melaleuca quinquenervia / Melaleuca viridiflora	綠花白千層 Niaouli	感冒，受傷，免疫系統，皮膚問題，增進注意力	無
145	Melissa officinalis	香蜂草 Melisse	鎮定安撫，抗焦慮，月經痙攣，放鬆，睡眠問題，花粉熱，氣喘，抗病毒，唇皰疹	注意劑量
085	Mentha citrata	檸檬薄荷 Bergamotteminze	幫助學習，護膚，抗搔癢	無
086	Mentha piperita	胡椒薄荷 Pfefferminze	提神，醒腦，抗細菌，治療傷口	絕對不可用來泡澡！嬰幼兒勿用！
067 137 184	Myrtus communis	香桃木 Myrte	感冒，花粉熱，強化免疫，耳炎，護膚（痤瘡）	無

	0-6 個月	6-12 個月	1-3 歲	3-6 歲	6 歲以上	青春期
	不用	不用	不用	不用	只能薰香	薰香，香膏
	只能薰香	只能薰香	只能薰香	只能薰香	護膚，薰香	護膚，薰香
	腹絞痛時 腹部按摩	腹絞痛時 腹部按摩	腹絞痛時 腹部按摩	腹部按摩	腹部按摩	腹部按摩
	不用	只能薰香	只能薰香	只能薰香	只能薰香	只能薰香
	不用	不用	不用	不用	只能薰香	薰香，護膚
	護膚，薰香	護膚，薰香	護膚，薰香	護膚，薰香	護膚，薰香	護膚，薰香
	只能薰香	只能薰香	耳鼻喉疾病， 薰香，護膚	耳鼻喉疾病， 薰香，護膚	耳鼻喉疾病， 薰香，護膚	耳鼻喉疾病， 薰香，護膚
	不用	不用	不用	不用	不用	護膚（痤瘡，頭皮屑，黴菌），給予勇氣，荷爾蒙問題
	不用	不用	只能薰香	只能薰香	護膚，薰香	護膚，薰香
	只能薰香	只能薰香	護膚，薰香	護膚，薰香	護膚，薰香	護膚，薰香
	只能薰香	只能薰香	只能薰香	只能薰香	只能薰香	只能薰香
	只能薰香	感冒香膏，薰香	感冒香膏，薰香	感冒香膏，薰香	感冒香膏， 薰香，幫助學習	感冒香膏， 薰香，幫助學習
	只能薰香	只能薰香	只能薰香	護唇膏，薰香	護唇膏，薰香	護唇膏，薰香
	不用	不用	不用	不用	只能薰香	特殊照護，薰香

頁碼	拉丁學名	精油名稱	功效	禁忌
078	Nardostachys jatamansi	穗甘松 Narde	接地，抗痙攣，放鬆，鎮定安撫	注意劑量
142	Pelargonium graveolens/ Pelargonium odoratissimum	玫瑰天竺葵 Rosengeranie	感冒，皮膚問題，濕疹，調節荷爾蒙，壓力，怒氣，精疲力盡，防蟲	注意劑量
098	Pimpinella anisum	洋茴香 Anissamen	抗細菌，促進消化，抗痙攣，放鬆	勿長期使用，注意劑量！
088	Pinus cembra	瑞士石松 Zirbelkiefer	感冒，空間殺菌，給予活力	無
141	Pogostemon cablin	廣藿香 Patchouli	治療傷口，感冒，護膚，痤瘡，黴菌，緊張，給予力量	無
148	Rosa damascena / Rosa centifolia	玫瑰 Rose	鎮定安撫，抗焦慮，包圍呵護，護膚，感冒	兒童只適合蒸餾法的玫瑰產品
064	Rosmarinus officinalis ct. verbenon	馬鞭草酮迷迭香 Rosmarin verbenon	護膚，感冒，抗痙攣	無
142	Salvia sclarea	快樂鼠尾草 Muskatellersalbei	護膚（痤瘡，頭皮屑，黴菌）給予勇氣，荷爾蒙問題	注意劑量
147	Santalum album	檀香 Sandelholz	免疫系統，護膚，止癢，痤瘡，支氣管炎，咽喉炎，膀胱炎	無
143	Styrax tonkinensis	暹羅安息香 Benzoe Siam	皮膚問題，鎮定安撫，幫助睡眠	嬰兒勿用
075	Syzygium aromaticum	丁香 Gewürznelke	鎮定安撫，聖誕節香氣，增進注意力，防蟲	注意，會刺激皮膚
046	Thymus vulgaris ct. linalool	沉香醇百里香 Thymian linalool	免疫系統，尿道感染，耳鼻喉問題，強化自我意識	無
071	Vanilla planifolia/ Vanilla fragrans	香草 Vanille	鎮定安撫，包圍呵護，放鬆，睡眠問題，焦慮，不安	無
149	Vetiveria zizanioides	岩蘭草 Vetiver	接地，抗痙攣，放鬆，鎮定安撫，護膚，強化自我意識	無

	0-6 個月	6-12 個月	1-3 歲	3-6 歲	6 歲以上	青春期
	沖洗劑	沖洗劑，薰香，空間噴霧	沖洗劑，薰香，空間噴霧	沖洗劑，薰香，空間噴霧	沖洗劑，薰香，空間噴霧	沖洗劑，潔膚乳，薰香，空間噴霧
	沖洗劑，薰香	沖洗劑，薰香，空間噴霧	沖洗劑，薰香，空間噴霧	沖洗劑，薰香，空間噴霧	沖洗劑，薰香，空間噴霧	沖洗劑，薰香，空間噴霧
	不用	不用	不用	不用	不用	護膚（淨化），體香劑
	沖洗劑，薰香，空間噴霧	沖洗劑，薰香，空間噴霧	沖洗劑，薰香，空間噴霧	沖洗劑，薰香，空間噴霧	沖洗劑，薰香，空間噴霧	沖洗劑，薰香，空間噴霧
	不用	不用	空間噴霧，薰香	空間噴霧，薰香	空間噴霧，薰香	護膚，空間噴霧，薰香
	不用	不用	不用	不用	不用	護膚（男生）
	沖洗劑	沖洗劑，薰香，空間噴霧	沖洗劑，薰香，空間噴霧	沖洗劑，薰香，空間噴霧	沖洗劑，薰香，空間噴霧	沖洗劑，皰疹，護膚，薰香，空間噴霧
	薰香，空間噴霧	薰香，空間噴霧	薰香，空間噴霧	薰香，空間噴霧，頭皮屑護髮	薰香，空間噴霧，頭皮屑護髮	薰香，空間噴霧，頭皮屑護髮，體香劑
	沖洗劑，薰香，空間噴霧	沖洗劑，結膜炎，薰香，空間噴霧	沖洗劑，結膜炎，薰香，空間噴霧	沖洗劑，結膜炎，薰香，空間噴霧	沖洗劑，結膜炎，薰香，空間噴霧	沖洗劑，結膜炎，薰香，空間噴霧
	不用	不用	少量薰香或空間噴霧	少量薰香或空間噴霧	少量薰香或空間噴霧	護膚，空間噴霧，薰香
	不用	不用	不用	可	可	可
	不用	不用	不用	不用	不用	臉部保養
	薰香	薰香	空間噴霧，薰香	空間噴霧，薰香	空間噴霧，薰香	護膚·空間噴霧，薰香

頁碼	拉丁學名	純露名稱	功效	
052	Anthemis nobilis / Chamaemelum nobile	羅馬洋甘菊 Kamille	護膚	
077	Citrus aurantium	橙花 Orangeblüte / Neroli	護膚，空間香氛	
155	Hamamelis virginiana	金縷梅 Hamamelis	護膚（痘痘肌膚），體香劑	
041	Lavandula angustifolia	真正薰衣草 Lavendel	抗發炎，抗感染，鎮定安撫，護膚，薰香	
041	Lavandula hybrida	醒目薰衣草 Lavandin	抗病毒，護膚，薰香	
155	Melaleuca alternifolia	茶樹 Teebaum	護膚（痘痘肌膚），體香劑	
145	Melissa officinalis	香蜂草 Melisse	抗感染，鎮定安撫，抗感染，抗病毒	
085	Mentha citrata	檸檬薄荷 Bergamotte-minze	抗感染，增進活力，薰香，空間噴霧，護髮	
148	Rosa centifolia / Rosa damascena	玫瑰 Rose	抗發炎，抗感染，鎮定安撫，結膜炎，護膚，薰香	
064	Rosmarinus officinalis	迷迭香 Rosmarin	抗發炎，抗感染，增進活力，護膚，薰香	
173	Salvia officinalis	鼠尾草 Salbei	抗感染，抗發炎，提神，牙膏	
155	Sambucus nigra	接骨木花 Holunder	護膚	
045	Thymus vulgaris	百里香 Thymian	護膚（痘痘肌膚），薰香	

	0-6 個月	6-12 個月	1-3 歲	3-6 歲	6 歲以上	青春期
	可	可	可	可	可	可
	不建議	皮膚防護	皮膚防護	皮膚防護	皮膚防護	皮膚防護
	不建議	不建議	水痘	水痘	水痘	水痘，皰疹
	不建議	搭配夏威夷堅果油	搭配夏威夷堅果油	搭配夏威夷堅果油	搭配夏威夷堅果油	搭配夏威夷堅果油
	防曬	防曬	防曬	防曬	防曬	防曬
	油浴	油浴	油浴	護膚，油浴	護膚，油浴	護膚，油浴
	可	可	可	可	可	可
	可	可	可	可	可	可
	不建議	不建議	不建議	不建議	不建議	可考慮
	不建議	不建議	不建議	不建議	護足油膏	護足油膏
	可	可	可	可	可	可
	可	可	可	可	可	可
	不建議	不建議	搭配夏威夷堅果油	搭配夏威夷堅果油	搭配夏威夷堅果油	搭配夏威夷堅果油
	可	可	可	可	可	可

植物油｜依壓榨法基底油、植材浸泡油、油脂三種類型排序

頁碼	拉丁學名	植物油名稱	功效
126	Aloe vera	蘆薈油 Aloe vera	異位性皮膚炎及牛皮癬護膚
209	Brassica napus	油菜籽油 Rapsöl	護膚，油膏
135	Calophyllum inophyllum	瓊崖海棠油 Calophyllum- Inophyllum	護膚
063	Cannabis sativa	大麻籽油 Hanföl	護膚，感冒症狀
164	Cocos nucifera	椰子油 Kokosöl	護膚
90 171	Helianthus annuus	葵花籽油 Sonnenblumen-kernöl	護膚，油浴
063	Macadamia integrifolia	夏威夷堅果油／澳洲胡桃油 Macadamia-nussöl	護膚
126 170 174	Oenothera biennis	月見草油 Nachtkerznöl	異位性皮膚炎及牛皮癬護膚
042 054 178	Olea europaea	橄欖油 Olivenöl	護膚
153	Persea americana	酪梨油 Avocadoöl	護膚
120	Prunus armeniaca	杏桃核仁油 Aprikosen-kernöl	護膚，功效同甜杏仁油
047 054 093	Prunus dulcis	甜杏仁油 Mandelöl	護膚
168	Rosa mosqueta	玫瑰果油 Hagebutten-samenöl	護膚，治療傷口
044 126 137	Simmondsia chinensis	荷荷芭油 Jojobaöl	護膚與保護

	0-6 個月	6-12 個月	1-3 歲	3-6 歲	6 歲以上	青春期
	不建議	可	可	可	可	可
	不建議	不建議	不建議	不建議	不建議	痘痘肌膚
	不建議	不建議	不建議	護髮	護髮	護髮
	不建議	不建議	可	可	可	可
	可	可	可	可	可	可
	防曬	防曬	防曬	防曬	防曬	防曬
	不建議	不建議	不建議	可	可	可
	耳痛時，混合荷荷芭油，擦在耳後	耳痛時，混合荷荷芭油，擦在耳後	耳痛，曬傷	曬傷，耳痛，成長痛	曬傷，耳痛，成長痛	曬傷，耳痛，成長痛
	可	可	可	可	可	可
	不建議	不建議	異位性皮膚炎，牛皮癬	異位性皮膚炎，牛皮癬	異位性皮膚炎，牛皮癬	異位性皮膚炎，牛皮癬
	不建議	可用微量	可	可	可	可
	不建議	不建議	不建議	不建議	可	可，特別是痤瘡
	油脂，基本上所有年齡皆適用	油脂，基本上所有年齡皆適用	油脂，基本上所有年齡皆適用	油脂，基本上所有年齡皆適用	油脂，基本上所有年齡皆適用	油脂，基本上所有年齡皆適用
	油脂，基本上所有年齡皆適用	油脂，基本上所有年齡皆適用	油脂，基本上所有年齡皆適用	油脂，基本上所有年齡皆適用	油脂，基本上所有年齡皆適用	油脂，基本上所有年齡皆適用

頁碼	拉丁學名	植物油名稱	功效	
153	Vitis vinifera	葡萄籽油 Traubenkernöl	護膚	
157	Achillea millefolium	西洋蓍草花浸泡油 Schafgarbenblüten-Mazerat	護膚	
174	Arctium lappa	牛蒡根浸泡油 Klettenwurzenöl	護膚	
103 109	Bellis perennis	雛菊浸泡油 Gänseblümchen-Mazerat	護膚	
065 122 127	Calendula officinalis	金盞花浸泡油 Ringelblumenöl	護膚	
164	Gardenia taitensis 浸在椰子油裡	大溪地梔子花浸泡油 Monoi Tiare	護膚	
103	Glechoma hederacea	金錢薄荷浸泡油 Gundelrebenöl	有助濕疹	
058 164 194	Hypericum perforatum	聖約翰草浸泡油 Johanniskrautöl	曬傷時可用，耳痛，成長痛	
042	Lavandula angustifolia	薰衣草浸泡油 Lavendelöl	護膚	
115	Stellaria media	繁縷浸泡油 Vogelmieren-Mazerat	護膚	
046	Thymus vulgaris	百里香浸泡油 Thymianöl	護膚	
111	Viola arvensis	野生香菫菜浸泡油 Ackerstief-mütterchen	護膚	
155 209	Butyrospermum parkii	乳油木果脂 Sheabutter	護膚，霜，油膏	
115	Theobroma cacao	可可脂 Kakaobutter	護膚，霜，油膏	

	0-6 個月	6-12 個月	1-3 歲	3-6 歲	6 歲以上	青春期
	不用	不用	止咳糖漿，油膏	止咳糖漿，油膏	止咳糖漿，油膏	止咳糖漿，油膏
	不用	不用	糖漿	浸泡油，糖漿，蔬菜	浸泡油，糖漿，蔬菜	敷墊，坐浴，糖漿，蔬菜
	不用	敷布	糖漿，敷布	糖漿，敷布	糖漿，敷布	糖漿，敷布
	不用	不用	糖漿，糖果	糖漿，糖果	糖漿，糖果	糖漿，糖果
	不用	不用	不用	不用	不用	月經問題
	不用	浸泡油，敷墊	浸泡油，敷墊，入菜	浸泡油，敷墊，酊劑，入菜	浸泡油，敷墊，酊劑，入菜	浸泡油，敷墊，酊劑，入菜
	浸泡油，藥草枕，泡茶製成敷墊	浸泡油，藥草枕，泡茶製成敷墊	浸泡油，藥草枕，泡茶製成敷墊	浸泡油，藥草枕，泡茶製成敷墊	浸泡油，藥草枕，泡茶製成敷墊	浸泡油，藥草枕，泡茶製成敷墊
	不用	不用	不用	不用	疣子	疣子
	不用	不用	喉嚨痛	喉嚨痛	喉嚨痛	喉嚨痛
	不用	不用	入菜	入菜	入菜	入菜
	不用	不用	浸泡油，入菜	浸泡油，入菜	浸泡油，入菜	浸泡油，入菜
	藥草枕	藥草枕	藥草枕	藥草枕	藥草枕	藥草枕
	足部按摩（助眠），身體護理，感冒（香膏），藥草枕	足部按摩（助眠），身體護理，感冒（香膏），藥草枕	足部按摩（助眠），身體護理，感冒（香膏），藥草枕	足部按摩（助眠），身體護理，感冒（香膏），藥草枕	足部按摩（助眠），身體護理，感冒（香膏），藥草枕	足部按摩（助眠），身體護理，感冒（香膏），藥草枕
	去皮磨碎	去皮磨碎	去皮磨碎	去皮磨碎	去皮磨碎	去皮磨碎

頁碼	拉丁學名	植物名稱	使用部位	功效／用法	應用方式
089	Abies alba	歐洲冷杉 Fichte	樹脂，嫩枝	咳嗽，護膚	嫩枝糖漿，油膏
157	Achillea millefolium	西洋蓍草 Schafgarbe	開花整株	月經，護膚，提神，入菜	敷墊，坐浴，浸泡油，糖漿，蔬菜
176	Allium cepa	洋蔥 Zwiebel	洋蔥	發燒，疼痛	糖漿，敷布
116	Althaea officinalis	藥蜀葵 Eibisch	根	咳嗽	糖漿，止咳糖
158	Artemisia vulgaris	艾草 Beifuß	整株	鎮定安撫	藥草枕
108	Bellis perennis	雛菊 Gänseblümchen	開花整株	護膚，治療傷，入菜	浸泡油，泡茶做成敷墊，酊劑，入菜
053	Chamaemelum nobile	羅馬洋甘菊 Kamille	花	護膚，助眠	浸泡油，藥草枕
166	Chelidonium majus	白屈菜 Schöllkraut	汁液	疣子	橘色汁液
055	Citrus limon	檸檬 Zitrone	果	喉嚨痛	敷布
097	Foeniculum vulgare var. azoricum	結球茴香 Gemüsefenchel	球莖	入菜	入菜
102	Glechoma hederacea	金錢薄荷 Gundelrebe	開花整株	護膚，浸泡油	浸泡油，入菜
083	Humulus lupulus	蛇麻／啤酒花 Hopfen	花	睡眠	藥草枕
041	Lavandula angustifolia	真正薰衣草 Lavendel	花	護膚，感冒，助眠	浸泡油，止咳浸泡油，藥草枕
129 197	Malus屬植物	蘋果 Apfel	果	消化（腹瀉）	果實磨碎

	0-6 個月	6-12 個月	1-3 歲	3-6 歲	6 歲以上	青春期
	不用	不用	糖漿	糖漿	糖漿	糖漿
	不用	不用	糖漿	糖漿	糖漿	糖漿
	不用	不用	止咳糖漿	止咳糖漿	止咳糖漿	止咳糖漿
	不用	不用	止咳糖漿，果凍	止咳糖漿，果凍	止咳糖漿，果凍	止咳糖漿，果凍
	不用	護膚	護膚	護膚	護膚	護膚
	不用	不用	敷布	敷布	敷布	敷布
	不用	不用	護膚，入菜	護膚，入菜	護膚，入菜	護膚，入菜
	不用	不用	入菜， 蒲公英蜂蜜	入菜， 蒲公英蜂蜜	入菜， 蒲公英蜂蜜	入菜， 蒲公英蜂蜜
	不用	止咳浸泡油	止咳糖漿， 止咳浸泡油	止咳糖漿， 止咳浸泡油	止咳糖漿， 止咳浸泡油	止咳糖漿， 止咳浸泡油
	不用	不用	入菜	入菜	入菜	入菜
	不用	皮膚問題的 沖洗劑	皮膚問題的 沖洗劑	皮膚問題的 沖洗劑	皮膚問題的 沖洗劑	皮膚問題的 沖洗劑和 天然保養品
	不用	不用	止咳糖漿	止咳糖漿， 止咳糖果	止咳糖漿， 止咳糖果	止咳糖漿， 止咳糖果
	藥草枕	藥草枕	藥草枕	藥草枕	藥草枕	藥草枕

頁碼	拉丁學名	植物名稱	使用部位	功效／用法	應用方式
145	Melissa officinalis	香蜂草 Zitronenmelisse	開花整株	提神	糖漿
104	Mentha gentilis	蘋果薄荷 Apfelminze	整株	提神	糖漿
189	Plantago lanceolata	披針葉車前草 Spitzwegerich	葉	感冒	止咳糖漿
112	Primula officinalis / Primula veris	蓮香報春花 Schlüsselblume	花	感冒	止咳糖漿，果凍
159	Prunus dulcis	甜杏仁 Mandeln	果實	護膚	杏仁乳
176	Solanum tuberosum	馬鈴薯 Kartoffel	球莖	感冒	敷布
114	Stellaria media	繁縷 Vogelmiere	開花整株	護膚，入菜	入菜，浸泡油，油膏，沖洗劑
107	Taraxacum officinalis	西洋蒲公英 Löwenzahn	花和葉	入菜，蒲公英蜂蜜	入菜
186 192	Thymus vulgaris	百里香 Thymian	整株	感冒	止咳糖漿，止咳浸泡油
105	Urtica dioica	蕁麻 Brennnessel	整株	強化免疫	入菜
111	Viola arvensis	野生香堇菜 Ackerstiefmütterchen	開花整株	護膚	浸泡油，泡茶做成敷墊
110	Viola odorata	香堇菜 Veilchen	花	感冒	止咳糖漿，止咳糖果
158	／	乾草花 Heublumen	開花整株	鎮定安撫	藥草枕

Section 3

Index

名詞索引

德中文對照

A

B

C

F

D

E

H

G

L

I

J

K

M

P

Q

N

O

S

R

T

U

W

Y

Z

V

植物中文俗名

依注音符號排序

精油

ㄅ

ㄆ

ㄇ

ㄈ

ㄉ

ㄊ

ㄋ

ㄌ

ㄍ

ㄕ

ㄖ

ㄗ

ㄙ

ㄚ

ㄡ

ㄎ

ㄏ

ㄒ

ㄓ

ㄔ

ㄌ

ㄐ

ㄒ

ㄓ

ㄔ

ㄕ

ㄧ

ㄨ

ㄩ

純露

ㄅ

ㄇ

ㄋ

植物油 | 壓榨基底油

ㄞ

ㄡ

ㄧ